Mulaw Tewelde Gebrekidan

A experiência vivida pelos assistentes qualificados no serviço de cuidados pós-natais

Mulaw Tewelde Gebrekidan

A experiência vivida pelos assistentes qualificados no serviço de cuidados pós-natais

ScienciaScripts

Imprint

Cover image: www.ingimage.com

This book is a translation from the original published under ISBN 978-620-2-00724-5.

Publisher:
Sciencia Scripts
is a trademark of
Dodo Books Indian Ocean Ltd. and OmniScriptum S.R.L publishing group

120 High Road, East Finchley, London, N2 9ED, United Kingdom
Str. Armeneasca 28/1, office 1, Chisinau MD-2012, Republic of Moldova, Europe
Printed at: see last page
ISBN: 978-620-7-85702-9

ÍNDICE DE CONTEÚDOS

Resumo

Antecedentes: os serviços de cuidados pós-natais figuram entre as intervenções estratégicas recomendadas e adoptadas para a sobrevivência materna e infantil na Etiópia. No entanto, um número muito limitado de mães e recém-nascidos recebe cuidados pós-natais. As intervenções destinadas a melhorar a qualidade e a cobertura dos cuidados pós-natais podem ser monitorizadas e orientadas pelos dados de desempenho. Este estudo explora a perceção e a experiência vivida pelas parteiras qualificadas sobre a prestação de serviços de cuidados pós-natais.

Métodos; foi realizado um estudo qualitativo baseado em discussões de grupos de discussão em quatro unidades de saúde seleccionadas propositadamente. Em cada unidade de saúde, foi formado um grupo de discussão heterogéneo composto por cinco a sete assistentes qualificados. As discussões dos grupos de discussão foram conduzidas pelo investigador principal, assistido pelo co-investigador. Os dados áudio foram transcritos literalmente e, em seguida, analisados tematicamente após terem sido codificados e categorizados com o auxílio do software de "código aberto".

Resultados: a análise dos dados revelou quatro temas abrangentes nos quatro grupos de discussão. **Tema#1: Perceção sobre a prestação de serviços de cuidados pós-natais:** Em todos os grupos de discussão, os assistentes qualificados discutiram que os serviços de cuidados pós-natais são prestados à mãe e ao recém-nascido desde o nascimento. Acreditam também que estes serviços são essenciais para promover a saúde da mãe e do recém-nascido; para os prevenir e curar de doenças mortais. Mas os serviços carecem da devida atenção por parte dos prestadores, da instituição e da comunidade. **Tema#2: Experiência na prestação de serviços de cuidados pós-natais:** Os assistentes qualificados começaram a melhorar a cobertura dos serviços através da sensibilização, do aconselhamento das mães durante o período pré-natal e da prestação de serviços de cuidados pós-natais gratuitos e da adesão a instrumentos de registo normalizados. Mas a prática de melhoria contínua orientada pelos dados de desempenho era baixa. Os serviços não eram centrados no cliente. **Tema#3: Tendência de melhoria do desempenho dos cuidados pós-natais:** Assim, o desempenho dos cuidados pós-natais ainda era baixo em termos de cobertura e de qualidade. **Tema#4: Desafios da prestação de serviços de cuidados pós-natais:** As características culturais e comportamentais da comunidade impediram a melhoria dos serviços de cuidados pós-natais. Barreiras físicas e organizacionais dificultaram a prestação de serviços. Os assistentes qualificados enfrentaram falta de competência para vencer estes desafios e melhorar o desempenho dos cuidados pós-natais.

Conclusão: as percepções dos assistentes qualificados são a favor da melhoria do desempenho dos cuidados pós-natais. Mas as suas acções, embora destinadas a melhorar o desempenho dos cuidados pós-natais, não são baseadas em evidências. Assim, os esforços dos assistentes qualificados para melhorar o desempenho dos cuidados pós-natais são ineficazes e o desempenho desejado dos cuidados pós-natais ainda não foi alcançado.

Palavras-chave: Experiência, Perceção, Cuidados pós-natais, Qualitativo, Assistentes qualificados,

Capítulo 1

Fundo

1. Introdução

1.1. Estratégias de sobrevivência no domínio da saúde materna e infantil

O período pós-natal é um intervalo de seis semanas entre o nascimento de um bebé e o regresso dos órgãos reprodutores ao estado normal de não gravidez [1]. O período pós-natal precoce é também o período entre o nascimento da criança e sete dias. É o período em que ocorre a maior parte da mortalidade materna e infantil devido a complicações relacionadas com a gravidez e o parto. Por conseguinte, é o momento crítico em que as mães e os recém-nascidos necessitam de cuidados de qualidade [1, 2]. Uma boa saúde materna depende do acesso a serviços de planeamento familiar eficazes e de qualidade, a cuidados pré-natais, a partos qualificados por pessoal de saúde e a cuidados pós-natais qualificados [3]. Por conseguinte, o Ministério Federal da Saúde (FMOH) da Etiópia adoptou uma abordagem multifacetada para reduzir a morbilidade e a mortalidade materna e neonatal, melhorando o acesso e reforçando os serviços de saúde materna e neonatal (MNH) baseados em instalações. Os serviços de cuidados pós-natais figuram entre as estratégias e intervenções prioritárias de sobrevivência materna e infantil para reduzir a morbilidade e a mortalidade materna, neonatal e infantil [4]. Tal como recomendado pela OMS, o acompanhamento dos progressos e o apoio contínuo à saúde materna e neonatal, através do reforço da disponibilidade e da utilização adequada da informação a todos os níveis do sistema de saúde, constituem também a principal estratégia nacional de saúde materna e neonatal [5, 6].

Além disso, o Ministério Federal da Saúde (FMOH) tem enfatizado o Sistema de Informação de Gestão da Saúde como um componente-chave para a implementação bem sucedida do plano estratégico dos Programas de Desenvolvimento do Sector da Saúde (HSDP) desde o ciclo de programação inicial, HSDP-I, que começou em 1997 GC. Posteriormente, o HSDP IV, atualmente em curso, reconheceu o

HMIS/M&E como uma das sete componentes (áreas de implementação) do seu plano estratégico [6].

1.2. Abordagens para a melhoria do desempenho dos serviços de saúde

A melhoria da qualidade clínica é um processo interdisciplinar concebido para elevar os padrões da prestação de medidas preventivas, de diagnóstico, terapêuticas e de reabilitação, a fim de manter, restabelecer e melhorar os resultados em termos de saúde dos indivíduos e das populações [7, 8]. A qualidade dos serviços de saúde engloba a segurança, a eficácia e a eficiência dos serviços prestados aos doentes, bem como a oportunidade, a equidade e o facto de estes serviços estarem centrados no doente [2, 7, 8]. A melhoria da qualidade centra-se na melhoria dos diferentes componentes da qualidade dos serviços de saúde e está associada à medição do nível de qualidade e à utilização desta medição para melhorar a qualidade dos serviços. O processo de monitorização do desempenho e de melhoria da qualidade envolve todos os indivíduos e unidades e é da responsabilidade quotidiana de todas as pessoas envolvidas na prestação de serviços de saúde. Os resultados dos serviços de saúde devem ser o principal objetivo da melhoria. Os processos que conduzem aos resultados e os contributos necessários para os conduzir são também componentes essenciais do processo de controlo do desempenho e de melhoria da qualidade. A unidade de saúde é responsável por monitorizar o seu desempenho, a fim de garantir que as actividades decorrem como planeado, maximizar a qualidade, a eficácia e a eficiência dos serviços e assegurar que a instituição de saúde contribui para a realização das metas e objectivos nacionais do sector da saúde [7, 8].

1.3. Conceptualização da perceção e da experiência

A perceção é o processo de tomada de consciência ou de compreensão da informação. O que se percepciona é o resultado de interacções entre experiências e conhecimentos passados, incluindo a cultura de cada um e a interpretação do que é percepcionado [9]. Estes comportamentos e atitudes das parteiras qualificadas podem ser um fator tão importante na forma como os cuidados maternos e neonatais prestados nas unidades sanitárias são percebidos como a qualidade técnica real dos cuidados.

A competência interpessoal e a competência intercultural dos prestadores de cuidados de saúde qualificados podem ser tão importantes como a competência técnica, pelo menos na perspetiva da satisfação das pacientes com os cuidados de maternidade, e as competências essenciais dos prestadores de cuidados de saúde qualificados devem ir além da mera formação de competências [10].

1.4. Controlo do desempenho dos cuidados pós-natais

Os cuidados pós-natais (CPN) são a área mais negligenciada no sistema de prestação de cuidados de saúde, apesar de serem um momento muito importante para a prestação de intervenções vitais para a saúde da mãe e do recém-nascido [1,7,11]. Assim, para um acompanhamento contínuo da utilização dos serviços de PNC (acessibilidade e aceitabilidade) e da qualidade percebida do processo contínuo de cuidados (indiretamente), foi concebido um indicador, a cobertura dos cuidados pós-natais. A cobertura dos cuidados pós-natais precoces (PNC) é a proporção de mulheres e recém-nascidos que recebem cuidados, pelo menos uma vez, durante os primeiros 7 dias após o parto por razões relacionadas com os serviços pós-parto. Embora o período pós-parto seja de 6 semanas (42 dias) após o parto, o programa de saúde reprodutiva incentiva especialmente uma visita nos primeiros 7 dias, e especificamente nos primeiros 2 dias, após o parto. É considerado um período crítico [12, 13, 14]. A prática de rever regularmente os resultados da PNC para uma cobertura contínua e melhoria da qualidade do serviço tem de ser seguida pela análise dos estrangulamentos das actividades. Estas experiências de PM podem depender de contextos que podem ser classificados como determinantes organizacionais, técnicos e comportamentais [15].

1.5. Fundamentação do estudo

Assim, as intervenções destinadas a melhorar a qualidade e a cobertura dos cuidados pós-natais podem ser monitorizadas e orientadas pelos dados de desempenho. Mas pouco se sabe sobre as percepções e práticas das parteiras qualificadas sobre como melhorar continuamente o serviço de cuidados pós-natais que está a ser prestado na área de estudo. Por conseguinte, o objetivo deste estudo é gerar provas que incitem a novos estudos e que sejam utilizadas como contributo para a conceção de estratégias e iniciativas e para a implementação de actividades, explorando a perceção e a experiência das parteiras qualificadas sobre a prestação de serviços de PNC. O seu âmbito alargado é o de levar as parteiras qualificadas e os gestores de saúde a monitorizarem o seu desempenho em matéria de PNC para resolver atempadamente os estrangulamentos do lado da procura e da oferta dos serviços de PNC, de modo a criar continuamente oportunidades de melhoria da qualidade e da cobertura dos serviços de PNC

Capítulo 2

2. Revisão da literatura

2.1. Definições e conceitos

2.1.1. Cuidados pós-natais

O período pós-natal é definido pela Organização Mundial de Saúde (OMS) como o período compreendido entre uma hora após a saída da placenta e seis semanas após o nascimento [1]. O período pós-natal é um período crítico de transição para a mulher e o recém-nascido, do ponto de vista fisiológico, emocional e social [3]. É o período em que ocorre a maior parte da mortalidade materna e infantil devido a complicações relacionadas com a gravidez e o parto [16]. Por conseguinte, é o momento crítico em que as mães e os recém-nascidos necessitam de cuidados de qualidade. Uma boa saúde materna depende do acesso a serviços de planeamento familiar eficazes e de qualidade, a cuidados pré-natais, a partos qualificados por pessoal de saúde e a cuidados pós-natais [2]. Por conseguinte, o Ministério Federal da Saúde (FMOH) da Etiópia adoptou uma abordagem multifacetada para reduzir a morbilidade e a mortalidade materna e neonatal, melhorando o acesso e reforçando os serviços maternos e neonatais prestados nas instalações [4, 6]. Os serviços de PNC estão entre as estratégias e intervenções prioritárias de sobrevivência materna e infantil para reduzir a morbilidade e a mortalidade materna e infantil [6].

2.1.2. Melhoria do desempenho dos serviços (qualidade e cobertura)

Para implementar com sucesso as estratégias de saúde materno-infantil, juntamente com outras estratégias, o FMOH enfatizou o Sistema de Informação de Gestão da Saúde como um componente chave na história do HSDP. A monitorização do desempenho faz parte do HMIS/M&E, que foi concebido para acompanhar continuamente as informações prioritárias sobre as actividades realizadas e os indicadores de sucesso, a fim de identificar as lacunas de realização (diferença em relação aos padrões de qualidade e cobertura planeados) e as lições aprendidas como um contributo para o planeamento e a implementação subsequentes de medidas correctivas [3,17]. O processo de melhoria da qualidade é uma atividade de monitorização do desempenho através da qual as próprias unidades de saúde (hospitais, centros de saúde) aproveitam a oportunidade de utilizar os dados disponíveis localmente gerados durante a prestação de serviços de saúde para melhorar a qualidade dos cuidados de saúde através de um processo contínuo de medição e melhoria [7,15]. Para o fazer e para prestar serviços de cuidados pós-natais de uma forma que respeite as normas de qualidade, é necessário dispor de uma mão de obra de saúde conhecedora, capaz e dedicada. Além disso, espera-se que os trabalhadores do sector da saúde conheçam os factores de produção dos serviços, disponibilizem esses factores nas unidades de serviço, conheçam a forma de prestar o serviço e, em seguida, melhorem continuamente a qualidade e a cobertura do serviço [7,17].

2.2. Indicadores de saúde materna e infantil

2.2.1. Indicadores de impacto na saúde materna e infantil

Embora se tenha registado uma diminuição substancial do número anual de mortes maternas desde 1990, estima-se que 273 500 mulheres morram todos os anos devido a causas maternas. A África Subsariana (56%) e o Sul da Ásia (29%) foram responsáveis por 85% do fardo global [18]; a nível nacional, dois países contribuíram com um terço das mortes maternas globais: A Índia com 19% (56 000) e a Nigéria com 14% (40 000). Entre as mulheres que sobreviveram ao parto, cerca de 10 milhões sofrem de complicações relacionadas com a gravidez e o parto [19, 20]. Muitas destas doenças ou mortes poderiam ser evitadas através de intervenções atempadas que se revelaram eficazes e acessíveis [21,22]. Na Etiópia, o Inquérito Demográfico e de Saúde da Etiópia (EDHS) de 2011 estimou um rácio de mortalidade materna (MMR) de 676 mortes maternas por 100 000 nados-vivos, quase sem alterações em relação às estimativas do DHS de 2005 de 673[23]. No entanto, o resultado do mini-inquérito demográfico e de saúde etíope de 2014, de 420 mortes maternas por 100 000 nados-vivos, revelou uma melhoria [24]. Na região de Afar, os cálculos baseados nos factores de conversão regional do EDHS 2011 mostraram que, em média, ocorreram cerca de 200 mortes maternas por ano nos sete anos anteriores ao EDHS 2011. Por outras palavras, pelo menos uma mãe morreu em cada dois dias relacionados com o parto e a gravidez na região nos sete anos anteriores ao EDHS 2011[23-25].

A nível mundial, a mortalidade das crianças com menos de cinco anos também sofreu uma redução substancial, tendo diminuído mais de 47% desde 1990. Infelizmente, o declínio da mortalidade neonatal ficou aquém do das crianças mais velhas; a percentagem de mortes neonatais entre todas as mortes de crianças com menos de cinco anos aumentou de cerca de 36% em 1990 para cerca de 44% em 2012[24]. A Etiópia registou um declínio de 67% na mortalidade de menores de cinco anos, mas as mortes neonatais diminuíram apenas 27% [26, 27].

2.2.2. Indicadores de desempenho dos serviços de saúde materno-infantil

Na Etiópia, os programas de desenvolvimento do sector da saúde centraram-se na melhoria das infra-estruturas das instalações, na formação dos prestadores de cuidados de saúde e na promoção do encaminhamento para as instalações de saúde para o parto [16]. As estratégias de sobrevivência da saúde materna e infantil foram concebidas e/ou adoptadas em todo o país. As estratégias nacionais também estavam a ser aplicadas no Estado de Afar. Os profissionais de saúde estavam a ser formados e destacados. Apesar destes esforços, a utilização dos serviços de saúde era mínima. O nível de cobertura dos cuidados pós-natais era extremamente baixo na Etiópia nos últimos anos. Apenas 12% das mulheres receberam cuidados pós-natais no prazo de dois dias [27]. Do mesmo modo, com base na conclusão do mini-inquérito demográfico etíope de 2014, a cobertura dos serviços de cuidados pós-natais foi de 8,5% e apenas 6,5% das mães receberam o serviço no prazo de dois dias na região [27]. Um estudo efectuado na zona três do estado de Afar mostrou que, das 478 mães entrevistadas em áreas urbanas/rurais, 398 (83,3%) deram à luz o filho mais novo em casa; 370 (92,5%) foram assistidas por TBAs. Apenas 3,2% das mães foram assistidas por enfermeiros/profissionais de saúde nos postos de saúde ou em casa durante o parto [28]. Verificou-se uma ligeira disparidade na cobertura dos serviços de saúde materna de região para região no país. Um estudo realizado na zona de Sidama revelou que o nível de utilização dos serviços de ANC e PNC era de 77,4% e 37,2%, respetivamente [29].

Da mesma forma, no país em geral e no estado em particular, os serviços de saúde pós-natal foram subutilizados. A qualidade da assistência materna e a saúde das mães e dos recém-nascidos foram comprometidas [30].

2.3. Qualidade dos serviços de saúde materna e neonatal

O acesso e a disponibilidade de cuidados médicos são factores necessários mas não suficientes para melhorar a saúde materna e neonatal. De facto, não garantiam uma maior utilização dos serviços ou uma maior satisfação dos utentes [30]. O aumento do acesso e da utilização dos cuidados de saúde materna prestados nas unidades de saúde, por si só, não se traduz necessariamente em melhores resultados maternos [31]. A má qualidade dos cuidados foi a explicação mais plausível para esta realidade [32, 33]. A qualidade dos cuidados prestados às mães e aos bebés nos países em desenvolvimento foi frequentemente considerada deficiente [14]. Um número significativo de mães não procurou cuidados pós-natais devido à perceção da má qualidade dos serviços de PNC [34]. Os cuidados pós-natais (CPN) foram a área mais negligenciada no sistema de prestação de cuidados de saúde, apesar de serem um momento muito importante para a prestação de intervenções vitais para a saúde da mãe e do recém-nascido [8,34]. Consequentemente, as complicações graves, responsáveis por dois terços de todas as mortes maternas e neonatais, ocorreram durante o período pós-natal [8, 14]. Um estudo realizado no Malawi mostrou que 60% das mortes maternas ocorreram durante o período pós-parto, das quais 70% ocorreram durante a primeira semana e 30% no prazo de 2 semanas após o parto [8].

A qualidade dos serviços de saúde engloba a segurança, a eficácia e a eficiência dos serviços prestados aos utentes, bem como a oportunidade, a equidade e o facto de estes serviços estarem centrados no doente. A melhoria da qualidade centra-se na melhoria das diferentes componentes da qualidade dos serviços de saúde e está associada à medição do nível de qualidade e à utilização desta medição para melhorar a qualidade dos serviços [8]. O processo de melhoria do desempenho e da qualidade envolve todos os indivíduos e unidades e é da responsabilidade quotidiana de todos os envolvidos na prestação de serviços. A instituição de saúde é responsável por monitorizar o seu desempenho para garantir que as actividades decorrem como planeado, para maximizar a qualidade, a eficácia e a eficiência dos serviços, para assegurar a viabilidade financeira da instituição de saúde e para garantir que a unidade de saúde contribui para a consecução das metas e objectivos nacionais do sector da saúde, o que inclui a parte da monitorização do desempenho [7, 8]. Por conseguinte, para prestar serviços de cuidados pós-natais de forma adequada, os profissionais de saúde precisam de conhecer os factores de produção dos serviços, a forma de os prestar e, em seguida, a forma de melhorar continuamente a cobertura e a qualidade do serviço [35].

2.4. Perceção dos assistentes qualificados sobre as práticas dos serviços maternos e neonatais

Um estudo qualitativo recentemente publicado, efectuado para explorar a perceção dos prestadores de cuidados de saúde relativamente à qualidade dos cuidados de saúde materna no Bangladesh, revelou que a qualidade dos serviços de saúde materna era considerada deficiente. A falta de pessoal de saúde e de apoio logístico e laboratorial, bem como a subutilização de protocolos de gestão de doentes e a falta de formação e supervisão foram as razões apontadas para esta situação [36]. Um outro estudo qualitativo realizado numa província do Camboja forneceu informações sobre a forma como as parteiras qualificadas percepcionam a sua prática e os factores que a facilitam ou limitam nas maternidades públicas. De acordo com a sua perceção, a sua prática nem sempre era coerente com a prática descrita nos pacotes de intervenções da OMS. As razões que influenciam a prática das parteiras qualificadas e a prestação de cuidados de qualidade são a falta de políticas e de supervisão, o receio de litígios, a carga de trabalho, a falta de pessoal de saúde e as pressões financeiras[37].

2.5. Cultura de utilização da informação para melhorar a qualidade e a cobertura

Embora tenha sido concebido um sistema, a cultura de melhoria contínua da qualidade e da cobertura através da medição do desempenho a nível das unidades de saúde pelos profissionais de saúde no país era baixa. Num estudo recente realizado em Dire dawa, na Etiópia, verificou-se que a utilização global da informação sobre saúde era de 53,1% [38]. Do mesmo modo, num estudo a nível nacional, o autocontrolo dos progressos na cobertura dos serviços de saúde através da utilização de indicadores essenciais foi efectuado por 50% das unidades sanitárias, bem como o acompanhamento da disponibilidade de produtos de saúde essenciais, incluindo medicamentos marcadores (39). Num caso mais grave, Kidane et al. não encontraram quase nenhum resultado de utilização da informação no hospital de referência de Ayder, na Etiópia, embora a qualidade dos dados (94%) fosse muito boa [40]. Os factores determinantes mais comuns da utilização da informação (prática de monitorização do desempenho) ao nível da unidade de saúde são o tipo de unidade de saúde, a disponibilidade de uma equipa de análise do desempenho, a liderança e a gestão, os conhecimentos e as competências, a motivação, a disponibilidade de normas, a organização [15,35,38]

O acompanhamento e a avaliação contínuos reforçam ainda mais as competências dos prestadores de serviços, o que, por sua vez, pode melhorar a qualidade dos cuidados pós-natais.

2.6. Fundamentação do estudo

Os cuidados pós-natais numa unidade de saúde nos 42 dias após o parto têm de ser substancialmente melhorados. Os estudos recomendaram a realização de um estudo mais aprofundado, tanto do lado da procura como do lado da oferta de serviços de cuidados pós-natais, para explorar os esforços susceptíveis de melhorar os serviços das unidades de saúde [34]. As literaturas acima citadas que estudaram a utilização da informação não eram específicas de um programa/atividade. Para monitorizar a atividade de um programa, é preciso conhecer todos os processos e recursos necessários para as actividades. Depois, ao analisar todos os factores, pode identificar onde está o estrangulamento da implementação e pode propor soluções. Por conseguinte, faltam provas no que diz respeito à perceção e experiência das parteiras qualificadas na prestação de serviços de PNC (prestação de serviços de cuidados pós-natais, PNC PM para a melhoria contínua do desempenho) no estado de Afar. A linha de investigação qualitativa baseada na discussão em grupos de reflexão foi considerada a melhor forma de explorar a perceção e a experiência vivida pelos assistentes qualificados na prestação de serviços de cuidados pós-natais [41]. Por conseguinte, o objetivo deste estudo era explorar e produzir dados que preenchessem as lacunas em matéria de perceção e experiência dos assistentes qualificados na prestação de serviços de cuidados pós-natais nas unidades de saúde públicas do Estado de Afar, na Etiópia.

Métodos

Área de estudo

A área de estudo foi o Estado Regional Nacional de Afar. O Estado está situado na parte nordeste da Etiópia. A altitude da região varia entre 120 m abaixo do nível do mar e 1500 m acima do nível do mar. Apenas 13% se situa acima dos 900 m. a. s. l. As temperaturas variam entre 20 °C nas altitudes mais elevadas e 48 °C nas altitudes mais baixas. Com base no Censo Etíope de 2007, a população do Estado de Afar era de 1.390.273, com uma taxa de crescimento anual da população de 2,2%. Entre estes, 90% têm um estilo de vida pastoril. A nível administrativo, a região está dividida em 5 zonas, 32 distritos/woredas e 2 municípios. Existem 6 hospitais, 65 centros de saúde e 314 postos de saúde na região.

Os centros de saúde de Awash-7, Werer e Gewane, que se encontram na administração da cidade de Awash, nos woredas de Amibara e Gewene, respetivamente; e o Hospital Mohammed Akle Memorial (MAM) é outra unidade de saúde existente no estado. Estas foram as unidades de saúde específicas em que o estudo foi efectuado [Figura-1]

Conceção do estudo

Foi utilizado um estudo fenomenológico qualitativo para descrever a estrutura da prestação de serviços de cuidados pós-natais, que inclui a perceção e a experiência de assistentes qualificados sobre os serviços de PNC e a melhoria contínua do desempenho dos PNC através da medição.

População do estudo

População de origem: As populações de origem foram todos os assistentes de parto qualificados (enfermeiros, parteiras, técnicos de saúde e médicos) nas unidades de saúde pública do Estado de Afar.

População do estudo: A população do estudo foram os assistentes qualificados que trabalhavam nos centros de saúde de Awash-7, Werer e Gewane e no Hospital Mohammed Akle Memorial (MAM) durante o período de recolha de dados.

Critérios de inclusão: os critérios de inclusão eram ser profissionalmente enfermeiras, parteiras, agentes de saúde ou médicas e estar atualmente a trabalhar numa das unidades de saúde seleccionadas. Além disso, ser considerada informadora sobre os serviços de cuidados pós-natais pelo respetivo diretor do centro de saúde e ser voluntária para participar na discussão do grupo de discussão na altura em que a maioria dos participantes concordasse também fazia parte dos critérios de inclusão.

Critérios de exclusão: As pessoas que se encontravam num estado de incapacidade mental ou física para participar na discussão do grupo de discussão.

Dimensão da amostra e amostragem

A técnica de amostragem utilizada foi o método de amostragem intencional. As unidades de saúde do estudo foram seleccionadas aplicando a variação máxima das características relacionadas com a situação dos cuidados pós-natais (centros de saúde com baixo ou melhor desempenho), o tipo de unidade de saúde (centro de saúde ou hospital) e a localização geográfica (rural ou urbana). A informação sobre a situação das unidades de saúde foi obtida a partir do relatório HMIS da região. Informações adicionais sobre o estado atual dos aspectos qualitativos dos centros de saúde foram obtidas junto do departamento de saúde familiar dos serviços regionais de saúde. Com base na situação dos centros de saúde, estes foram agrupados em dois grupos: centros de saúde com baixo desempenho e centros de saúde com melhor desempenho. Em seguida, foi selecionado um centro de saúde de cada grupo, num total de dois centros de saúde. Um centro de saúde da administração municipal e um hospital foram também adicionados propositadamente para abordar as diferentes características das unidades de saúde pública no estado. Em cada centro de saúde foram formados quatro grupos de discussão compostos por cinco a sete assistentes qualificados. Os directores de cada unidade de saúde foram consultados para formar os grupos de discussão, indicando os participantes elegíveis para o estudo. As variações dos assistentes qualificados em termos de qualificações, anos de experiência, experiência na prestação de serviços de PNC, envolvimento na equipa de monitorização do desempenho e até mesmo sexo foram abordadas tanto quanto possível durante a formação do grupo de discussão, através de uma análise cuidadosa das características de cada assistente qualificado disponível.

Instrumentos e procedimentos de recolha de dados

Os dados foram recolhidos em duas fases, depois de os instrumentos e procedimentos de recolha de dados terem sido testados.

Instrumentos de recolha de dados e estudo-piloto

Inicialmente, foi desenvolvido um guia de estudo semi-estruturado através da revisão da literatura. Foi realizado um estudo-piloto no centro de saúde de Chifra, situado no estado de Afar, entre o final de maio de 2015 e o início de junho de 2015. No estudo-piloto, foram implementados os instrumentos propostos para serem utilizados e os procedimentos planeados para serem seguidos. O investigador principal, juntamente com um investigador assistente experiente, conduziu a discussão do grupo de discussão piloto. Foi utilizado um gravador e um smartphone com oito GB de memória para registar as ideias dos participantes. Foram utilizadas notas de campo e foram tomadas notas durante a discussão do grupo de foco. Antes da discussão do grupo de centragem, foi feita uma observação em áreas-chave relacionadas com os serviços de cuidados pós-natais, utilizando um guia de observação para servir de contributo durante a discussão do grupo de centragem e para nos familiarizarmos com o ambiente. Nos dias seguintes, os resultados foram analisados e foram retiradas lições de todos os procedimentos efectuados. As conclusões revelaram a necessidade de rever o guia de estudo e este foi revisto. O guia de estudo revisto incluía dez perguntas abertas. Estas perguntas orientadoras centraram-se na perceção e na experiência das parteiras qualificadas na prestação de serviços de cuidados pós-natais: como é que elas percepcionam e prestam o serviço, como é que utilizam a informação para monitorizar o seu desempenho nos cuidados pós-natais, os desafios que enfrentam na melhoria do desempenho dos cuidados pós-natais e, finalmente, os resultados dos seus esforços na melhoria do desempenho dos cuidados pós-natais. Além disso, o investigador observou que os participantes se inclinavam ligeiramente para o que sabiam e não para a sua experiência vivida quando respondiam às perguntas sobre a experiência. Por isso, decidiu acrescentar os dados da observação não participante à recolha e análise de dados e utilizar sondas e perguntas. No entanto, os outros procedimentos e instrumentos foram aceites e decidiu prosseguir o estudo da mesma forma.

Procedimento de recolha de dados:

Os dados foram recolhidos em duas fases. A primeira fase da recolha de dados foi efectuada nos centros de saúde de Gewane e Werer em meados de junho de 2015. A segunda fase de recolha de dados foi realizada entre o final de julho e o início de agosto de 2015 no centro de saúde de Awash-7 e no hospital Mohammed Akle Memorial (MAM).

Antes da recolha de dados, foi obtida a aprovação do projeto de investigação da Universidade de Gondar e do Instituto de Saúde Pública de Addis Continental. Após a obtenção da autorização ética da Universidade de Gondar, foi solicitada uma carta de cooperação ao serviço regional de saúde de Afar. O gabinete regional de saúde de Afar também escreveu uma carta de cooperação a quem possa interessar. Foi designado um investigador assistente, que tinha experiência na assistência à condução de discussões de grupos de discussão, para ajudar a gerir os instrumentos de registo e outros procedimentos, como a tomada de notas. Em seguida, a equipa realizou o estudo-piloto.

Assim, tendo resumido as lições aprendidas com o estudo piloto e tendo completado a preparação em termos de capacidade e material, após uma semana a equipa partiu para a primeira fase de recolha de dados. Os resultados preliminares, as interpretações e as recomendações foram preparados com base no primeiro FGD realizado e apresentados ao orientador da investigação. Depois de incorporar as reacções e sugestões do consultor, a equipa de investigação foi reorganizada e realizou a recolha de dados da segunda fase.

Antes de chegar às unidades sanitárias, a equipa comunicou ao diretor das unidades sanitárias para saber se haveria ou não um número adequado de assistentes qualificados para selecionar para as discussões dos grupos de centragem durante a visita. O número elegível de assistentes qualificados era de 31, 22 e 34 para os centros de saúde de Awash-7, Gewane e Werer, respetivamente, e de 23 para o Hospital MAM. As sessões de discussão dos grupos de centragem que não foram realizadas na hora marcada foram novamente marcadas. No centro de saúde de Gewane, a sessão foi adiada para outro dia porque um número significativo de assistentes qualificados estava fora do centro de saúde para responder a um surto de sarampo.

Para realizar as discussões dos grupos de centragem, no início da manhã, a equipa entregou cópias da carta de autorização ética e da carta de cooperação aos directores das unidades de saúde. Em seguida, discutiram o objetivo e a metodologia do estudo e a necessidade da sua ajuda para nomear os participantes no estudo entre os assistentes qualificados disponíveis. Em seguida, os participantes nomeados para participar no estudo foram informados e receberam a carta de informação sobre a investigação. Até os participantes lerem a folha de informação e decidirem sobre ela enquanto prestam os serviços habituais aos clientes, a equipa realizou uma observação não-participante. A equipa utilizou um guia estruturado (Anexo D) para observar o registo, os documentos, os gráficos, os livros de actas relacionados com a prestação de serviços de cuidados pós-natais e as actividades de monitorização do desempenho, se disponíveis. Além disso, a equipa escolheu o local para a discussão do grupo de centragem e propôs a hora do debate, que deveria começar por volta das 11h00. Às 10:45 da manhã, depois de a equipa, em colaboração com o diretor da unidade de saúde, se ter certificado de que todas as utentes tinham sido atendidas, o investigador principal fez uma ronda para aceitar a decisão dos assistentes qualificados. Todos os assistentes qualificados solicitados aceitaram participar na discussão. No entanto, no centro de saúde de Gewane, apesar de todos aceitarem participar na discussão do grupo de centragem, a maioria disse que as condições climatéricas seriam demasiado quentes para ir a pé para casa almoçar. Com base nos seus comentários, a equipa decidiu adiar a discussão do grupo de centragem para a tarde. Observou-se que tinham entusiasmo em participar na discussão do grupo de centragem para ajudar a equipa e adquirir experiência com os debatedores e a metodologia.

Exceto no centro de saúde de Gewane, as discussões dos grupos de centragem começaram por volta das 11:00 horas. O local escolhido para a sessão de discussão dos grupos de centragem era relativamente confortável. Foi selecionado de modo a minimizar a perturbação sonora, a proporcionar um assento confortável e a manter a privacidade dos grupos. Havia convites para refrescos como kookies, kolo (cevada torrada com nozes), refrigerantes e água (com um custo total de Eth. Birr 128, 229 nos centros de saúde de Werer, Awash-7, respetivamente; e Eth. Birr 105 no Hospital MAM). O investigador ofereceu almoço a todos os participantes, mas apenas dois de Werer e dois de Awash-7 aceitaram e serviram (o custo destas bebidas foi de Eth. birr 120).

Mas em Gewane o FGD começou à 1:00PM da noite. Não havia luz a essa hora e foi organizado para ser realizado numa sala muito privada que tinha um assento confortável, luz do gerador e ventilador e com espaço adequado no local do hotel. O local ficava a cerca de 50 metros do bar e da sala de jantar do hotel. Foi servido um jantar aos participantes (com uma fatura de 257 euros, o que correspondia a cerca de 51 Birr por cada participante, em média).

Em todos os grupos, a discussão dos grupos de centragem foi conduzida com base nas lições aprendidas anteriormente. Uma vez que os participantes eram profissionais de saúde e todos conheciam muito bem a língua amárica, foi utilizada na discussão a língua amárica e algumas palavras técnicas em inglês. Foram atribuídos códigos aos participantes para serem chamados durante a discussão. O investigador principal modulou todas as discussões. Explicou cada procedimento que seria seguido durante a discussão e informou sobre o tempo necessário, ou seja, um mínimo de 90 minutos. Os participantes dominantes foram geridos sem problemas para dar oportunidades a todos e as opiniões alteradas devido à dominação foram documentadas de forma vigilante. Como quebra-gelo, deixou os participantes apresentarem-se enquanto registava o seu perfil. Para explorar a perceção e a experiência vivida por estas assistentes qualificadas sobre a melhoria dos serviços de cuidados pós-natais, foram colocadas uma série de questões sobre os cuidados pós-natais durante o debate. Os participantes puderam discutir livremente os seus pontos de vista com base nas suas experiências individuais e de grupo. O investigador principal enviou sondas e sugestões à medida que surgia a necessidade de mais explicações. Todo o processo da discussão dos grupos de centragem foi conduzido segundo uma abordagem explicativa. Cada pergunta foi ultrapassada após ter sido esgotada e não ter surgido mais nenhuma ideia (saturação). Depois de terem respondido a todas as perguntas pré-definidas, os participantes foram convidados a apresentar preocupações e sugestões de carácter geral. No final, o investigador principal mostrou cortesia e agradeceu a todos os participantes pelo seu tempo e energia. A duração total das quatro discussões dos grupos de centragem foi de 380 minutos; a duração média das quatro discussões dos grupos de centragem foi de 95 minutos, variando entre 91 e 98 minutos. Em seguida, os dados de todas as discussões dos grupos de centragem foram transcritos na íntegra.

Qualidade dos dados

Durante o período de recolha de dados e na primeira fase da análise de dados (transcrição), o investigador tentou ser consciente e/ou pôr de lado as suas ideias pré-concebidas sobre o tópico de estudo (bracketing). Todos os dados de ambos os FGDs foram geridos pelo investigador que conduziu o FGD. As regras de conversão da transcrição foram utilizadas de forma consistente para transcrever os dados áudio. Todas as transcrições foram auditadas quanto à exatidão, aplicando a política de três passagens por fita. Os dados transcritos em amárico foram traduzidos para inglês pelo investigador principal e por um voluntário amigo do investigador principal, de forma independente, e foram comparados para verificar a sua coerência; ambos os tradutores discutiram as diferenças de tradução, verificando novamente os dados áudio, e chegaram a um acordo mútuo. As principais conclusões práticas do FGD que podem ser visualizadas nos documentos, por exemplo, o registo e o estado do desempenho, foram trianguladas com as conclusões da observação.

Análise de dados

Depois de os dados áudio terem sido transcritos na íntegra, a transcrição em amárico foi traduzida para inglês. Os documentos de transcrição foram transformados em ficheiros de texto e importados para o software "Open code". No software, foi feita uma leitura meticulosa linha a linha e a compreensão de cada segmento, tendo sido atribuído um ou mais códigos que descrevem a ideia/ideias na linha. Os códigos atribuídos eram palavras e frases extraídas do texto e derivadas da imaginação, que supostamente descreviam os dados correspondentes. Os códigos foram depois agrupados em categorias. Para atribuir categorias a cada código, começou-se por considerar o quadro teórico de referência que orientou a recolha de dados. Este foi modificado de vez em quando, à medida que o processo de comparação constante prosseguia através dos textos obtidos nas quatro discussões dos grupos de centragem, um a um. Alguns códigos foram mesmo renomeados à medida que surgiam novas ideias que afectavam o código atribuído. Numa primeira fase, foram identificados mais de cem códigos, que foram agrupados em vinte categorias e sete temas. Posteriormente, através de um estudo mais aprofundado da natureza dos dados e da recodificação e reagrupamento repetidos, foram reduzidos a noventa e oito códigos e onze categorias que se enquadram em quatro temas fundamentais (Anexo E). Todo o processo de categorização e codificação da análise dos dados seguiu a linha de raciocínio indutivo do método qualitativo. O ciclo de análise da recolha de dados foi interrompido depois de se observar que os dados previstos estavam a ocorrer repetidamente e que mais recolha de dados não tinha qualquer valor interpretativo adicional. Além disso, foi efectuada uma validação de grupo para grupo para as principais conclusões. A ênfase da análise foi colocada na análise dos grupos de discussão. Foram também efectuadas algumas interpretações hermenêuticas com base nos resultados do estudo.

As conclusões foram resumidas numa ordem cronológica que era suposto ser adequada para o leitor. Primeiro, partiu-se das percepções dos assistentes qualificados sobre a prestação de serviços de cuidados pós-natais, seguindo-se a prática dos assistentes qualificados na prestação de serviços de PNC (a organização do serviço, a forma como prestam o serviço de PNC e como melhoram continuamente a sua cobertura e qualidade); e depois a situação atual do desempenho da PNC e, finalmente, os desafios que impedem a prestação de serviços de PNC. A opinião dos inquiridos foi citada nos respectivos temas. Para além disso, os casos desviantes também foram considerados na categoria relacionada.

Considerações éticas

O estudo foi efectuado depois de obter a aprovação por escrito do Conselho de Revisão Institucional da Universidade de Gondar. Os dados foram recolhidos após a obtenção de uma autorização escrita do Gabinete Regional de Saúde de Afar. O gabinete regional de saúde de Afar escreveu uma carta de cooperação para os respectivos distritos. Cada participante foi informado sobre o objetivo, os benefícios e os riscos do estudo. Foi-lhes assegurado que a confidencialidade da informação seria respeitada durante a recolha de dados e depois. Os participantes eram todos voluntários. Foram obtidos consentimentos informados por escrito de todos os participantes no estudo. O nome de cada participante foi atribuído a pseudónimos que eram uma combinação de alfabetos e um número. As discussões dos grupos de centragem foram realizadas em locais muito privados para evitar a fuga de vozes e a intrusão de estranhos. As vozes gravadas continuam a ser guardadas na mão do investigador principal com muito cuidado e num cacifo com chave. Os dados gravados com o telemóvel inteligente foram imediatamente copiados para o computador pessoal e apagados do telemóvel, sendo ainda guardados numa pasta segura. Assim, tudo isto foi assegurado aos participantes antes da realização da discussão dos grupos de centragem. As transcrições e a análise também foram feitas de forma anónima, utilizando os pseudónimos dos participantes. Foram utilizados pseudónimos de alfabetos da língua inglesa para representar as unidades de saúde na parte dos resultados.

Resultados

Um total de 25 profissionais qualificados, dos quais 19 participantes de três centros de saúde e 6 participantes de um hospital, participaram nos debates dos grupos de discussão. Cinco deles eram parteiros, outros cinco eram funcionários da saúde pública e os restantes eram enfermeiros licenciados e diplomados. A idade média e mediana dos participantes era de 30 e 28 anos, respetivamente. A sua idade variava entre os 25 e os 55 anos. O tempo mínimo de serviço dos participantes foi de 2-5 anos e o máximo foi superior a dez anos (Tabela -1).

A análise dos dados revelou quatro temas abrangentes (TM). Os temas abordam tanto os serviços de cuidados pós-natais como a monitorização do desempenho para uma cobertura contínua de PNC e melhoria da qualidade.

Foram identificadas onze categorias (CA) como dedução adicional destes temas (Quadro 2).

1. Percepções dos assistentes qualificados sobre a prestação de serviços de cuidados pós-natais (TM1)

1.1. Perceção do serviço de cuidados pós-natais (CA1)

Em todos os grupos de discussão, os participantes afirmaram que o serviço de cuidados pós-natais é um serviço essencial prestado às mães e aos recém-nascidos a partir do momento em que a mãe deu à luz. Os assistentes qualificados divergiram nas suas percepções sobre o momento dos serviços de PNC. Para a maioria, os serviços começam a partir do nascimento e vão até aos 45 dias.

". Eu digo que os cuidados pós-natais são de até seis horas. Depois do parto, vacinamos o bebé e ensinamos e mostramos à mãe como amamentar o bebé. E se a mãe for seropositiva, fazemos a profilaxia. Depois de dar educação sanitária e se não houver hemorragia, a mãe é enviada para casa utilizando o veículo da unidade sanitária. "PM3

Todos eles também observaram que os serviços pós-natais são imperativos para que a mãe e a criança tenham uma boa vida futura e para reduzir a mortalidade materna e infantil. No entanto, consideram que o serviço não

ser devidamente focado. Este facto foi reforçado por opiniões como as seguintes:

"Agora, quando vemos os serviços de cuidados pós-natais, a maioria das pessoas negligencia-os... "PG1 Além disso, muitos reflectiram a sua perceção sobre as visitas dos serviços de cuidados pós-natais com base na prática

Os cuidados pós-natais são os serviços prestados à mãe e ao recém-nascido após o parto até à alta. O serviço de cuidados pós-natais ou não era prestado de todo ou era prestado nos minutos de urgência após o parto. Conforme discutido em todos os grupos de discussão, os serviços de PNC no terceiro ou sexto dia de visita não eram práticos. Também foi discutido que o serviço de visita da sexta semana estava a ser integrado no calendário de vacinação do 45° dia.

". O grande problema dos cuidados pós-natais é que estamos a falar de cuidados pós-natais dizendo seis horas, seis dias e seis semanas. Mas, na prática, na nossa instituição, (...) é bom esquecermos os serviços de consulta do sexto dia e da sexta semana porque não conseguimos pô-los em prática de todo. Com base na realidade da nossa instituição, quanto mais as outras visitas, mesmo os serviços de sexta hora são difíceis de pôr em prática.... "PA2

Em todos os grupos de discussão, os assistentes qualificados reflectiram a sua perceção de que as mães que deram à luz em casa estão em maior risco. Mas não lhes foi dada qualquer atenção especial para as informar sobre a necessidade de procurarem os serviços de PNC.

1.2. Perceção sobre a monitorização do desempenho dos cuidados pós-natais (CA2)

A descrição mais proeminente da monitorização do desempenho da PNC dada por um número significativo de assistentes qualificados em todos os grupos foi que a monitorização do desempenho da PNC consistia em rever os documentos utilizados para registar os serviços de PNC e dar feedback com base nos resultados.

"Muito bem, tanto quanto sei, o controlo do desempenho significa, em geral, analisar os documentos que são colocados aqui. Pode ser o peso da criança, o estado da mãe, até mesmo o estado serológico, todas as coisas, todas elas estão incluídas nesse registo. Analisar se está devidamente registado é o que significa a monitorização do desempenho..... Serviços prestados, por exemplo, se é administrada vitamina K, se é administrada BCG, tudo isto é registado. "PA7

A monitorização do desempenho dos cuidados pós-natais, tal como discutido por alguns participantes, também mede os resultados dos serviços pós-natais e identifica lacunas e actua sobre as lacunas identificadas

implementação. Entre os pontos de vista mais articulados que reforçaram esta ideia, conta-se:

"Da mesma forma, estas são coisas que são analisadas quando a supervisão de apoio é efectuada pela instituição, pelo gabinete regional de saúde, pelo ministério federal da saúde. Mostra em que fase estamos, comparando o que realizámos com o plano que planeámos. Assim, quando monitorizamos, (...) ee porque é um processo contínuo, é a forma de preenchermos continuamente as nossas lacunas, verificando continuamente se o nosso desempenho está de acordo com o nosso plano. "PA2

A monitorização do desempenho dos cuidados pós-natais, para alguns dos assistentes qualificados, também consistiu no acompanhamento e na educação das mães para obterem serviços de cuidados pós-natais. Houve debatedores que reflectiram a sua perceção de que era difícil monitorizar os serviços pós-natais porque as actividades do serviço são vastas e a atitude dos membros da comunidade é preocupante.

1.3. Sugestões sobre a prestação de serviços de cuidados pós-natais (CA3)

Em todos os grupos de discussão, uma grande proporção de participantes apresentou sugestões para o reforço dos seus próprios serviços de cuidados pós-natais, com vista à melhoria da qualidade dos serviços e ao acesso de mais mães ao serviço. Propuseram a necessidade de reforçar o serviço através da criação da sua própria classe de prestação de serviços; da realização de actividades de IEC/BCC estáticas e de proximidade; do convencimento das mães através de um aconselhamento minucioso e da racionalização do serviço com base em riscos e provas; e da educação de outros organismos responsáveis para que dêem a devida atenção aos serviços de cuidados pós-natais.

> *". Se prestarmos um bom serviço, eles podem vir. Devemos informar que existem profissionais de saúde qualificados. ... Se informarmos a comunidade, ela pode procurar serviços como o parto e, consequentemente, os cuidados pós-natais. Por isso, a informação de toda a comunidade é fundamental. "PA3*

Em todos os grupos de discussão, a maior parte das assistentes qualificadas discutiram a necessidade de se concentrarem nos serviços e na futura melhoria da qualidade dos cuidados pós-natais. Recomendaram a necessidade de se concentrar na satisfação do cliente através da adesão a procedimentos padrão; de se centrar no cliente; de promover práticas seguras, de organizar cerimónias de papas e café de mãe para mãe; de proporcionar comida às mães após o parto, de criar um ambiente de serviço de PNC favorável ao cliente.

> *"Além disso, se houvesse redes mosquiteiras disponíveis, ela ficaria aqui. É por isso que se apressam a ir para casa. Quando as ajudamos durante o parto, elas dizem: "Tenho fome. Mas aqui no centro de saúde não há nada. Acho que se as coisas dele puderem ser resolvidas, elas podem esperar..." PA5*

Os debatedores sugeriram que existe uma forma tradicional de mecanismo de comunicação de informações na comunidade que facilita a disseminação de informações, quer o conteúdo da mensagem sobre os serviços de saúde seja negativo ou positivo. Assim, é necessário estar consciente destas questões ao prestar serviços de PNC para aproveitar a oportunidade e otimizar o serviço.

> *"Mesmo aqueles que fazem partos aqui, quando os aconselhamos a esperar até seis horas e a ir de*

ambulância, não o aceitam totalmente. Temos de trabalhar mais na sensibilização e nas mudanças de comportamento. Agora, por exemplo, para as entregas, quando fazem entregas aqui, deixam que seja divulgado que há um bom serviço no seu bairro e no seu complexo. Os outros também vêm cá à procura do serviço de entregas. "PG1

2. Experiência na prestação de serviços de cuidados pós-natais (TM2)

2.1. Sistema de prestação de serviços de cuidados pós-natais (CA4)

Tal como foi discutido em todos os grupos de discussão, os assistentes qualificados costumavam prestar serviços de cuidados pós-natais integrados nos serviços de parto e nascimento. Os serviços eram prestados nas unidades de saúde, bem como em locais de proximidade ou postos de saúde. Os extensionistas de saúde realizavam actividades de promoção e prevenção e de criação de procura e trabalhavam em ligação com os respectivos centros de saúde. O serviço era prestado gratuitamente a todas as utentes, independentemente do local de parto. Todos os materiais, incluindo os medicamentos necessários para o serviço pós-natal, estavam a ser fornecidos gratuitamente pelo governo.

"Os materiais necessários são fornecidos... não há pagamento para os serviços que vão desde o ANC ao pós-natal, até ao parto. A instituição disponibiliza os medicamentos e outros materiais necessários gratuitamente até agora. Não há problema com isso e eles estão a utilizá-los. É bom. "PW1

Na maioria dos estabelecimentos de saúde, havia um número adequado de assistentes qualificados (mesmo os que têm especialidade em maternidade ou parteiras). Os assistentes qualificados trabalham em equipa de forma cooperativa. O lema "As mães primeiro" foi respeitado durante a prestação de serviços.

"Estou aqui há mais de dois anos ... quando comparo a tendência do serviço, agora está a ser prestado um bom serviço porque há profissionais de saúde adequados e está a ser prestado um serviço completo. "PG3

2.2. Prestação de serviços de cuidados pós-natais (CA5)

Este subtema dizia respeito à prática dos serviços de PNC. Para consciencializar as mães e outros membros da comunidade sobre os serviços de cuidados pós-natais, de modo a procurarem o serviço, as parteiras qualificadas envidaram esforços. Em todos os grupos foram apresentadas ideias quase semelhantes. Disseram que, para as mães que vinham à instituição de saúde, estavam a tentar explicar a importância dos serviços de cuidados pós-natais, começando durante os CPN; estavam a aconselhar as mães, explicando-lhes os riscos que poderiam correr durante o período pós-natal.

"Os esforços em curso são: uma mãe que não tenha recebido a informação durante o ANC. Se ela não tiver recebido a informação dos extensionistas de saúde, pode ser aconselhada quando vier para o parto. Pode dever-se à falta de sensibilização ou à falta de interesse da mãe. Há esforços, embora nem todos os profissionais de saúde a informem e aconselhem da mesma forma, há esforços e ela pode

obter a informação mais do que uma vez. Aqui há educação para a saúde e ela pode obtê-la lá. Assim, ela pode obtê-la em diferentes sítios. "PA4

No entanto, os serviços de aconselhamento, bem como os serviços de educação para a saúde, não eram de molde a provocar mudanças de comportamento, convencendo a audiência. A educação para a saúde não se centrou especificamente nos serviços de cuidados pós-natais. Dá mais ênfase aos cuidados pré-natais e ao parto. O aconselhamento foi fraco e não se processou de uma forma que permitisse a compreensão mútua.

"Há mães que não me ouvem, mesmo quando as estou a aconselhar. Enquanto estou a falar com elas, fazem outras perguntas. Há até quem não queira ouvir. "PW3

Houve assistentes qualificados que consideraram que as actividades de criação de procura de serviços de cuidados pós-natais que estavam a ser realizadas estavam mais comprometidas. Os assistentes qualificados deram as razões para os fracassos na mudança de comportamento, tal como descrito na categoria dez e onze, que é uma cabeça.

"O acompanhamento pós-natal, no meu entender, é um serviço que precisa de ser muito cuidado, mas é uma questão negligenciada. Na nossa zona, uma mãe tem alta imediatamente após o parto. "PW2

Os assistentes qualificados mencionaram direta ou indiretamente uma série de serviços que prestavam às mães que procuravam os serviços de PNC nas unidades de saúde. Coletivamente, estes foram caracterizados por serviços de aconselhamento (amamentação, higiene, nutrição, práticas tradicionais nocivas ou qualquer preocupação de saúde com base nos resultados), rastreio (TB, VIH, outras doenças através de exame físico), gestão e acompanhamento de recém-nascidos, sinais vitais e outros acompanhamentos, profilaxia, ligação a outras unidades de serviço, imunização, planeamento familiar e IEC/BCC. Os assistentes qualificados estavam a iniciar a maior parte dos serviços de promoção e prevenção durante o período pré-natal, depois no parto e no período pós-natal. Para prestar estes serviços, utilizavam formulários de registo normalizados que lhes permitiam saber o que deviam fazer.

> *"... O cartão é obtido na sala de cartões quando a mãe está a fazer o acompanhamento de ANC; é-lhe inserido um formulário de saúde reprodutiva integrada. Este é utilizado durante a continuidade dos cuidados e todos os elementos necessários são registados. As colunas das primeiras seis horas após o parto, dos seis dias e das seis semanas estão disponíveis no formulário. Nesse formulário, todos os serviços são prestados tanto à mãe como ao bebé* **23**
>
> *e é registado enquanto os cuidados estão a ser prestados. Também existe um livro de registo, para além do formulário de recodificação, e também é registado no registo. "PW6*

Quanto à opinião dos assistentes qualificados, a maioria das mães que se deslocou à unidade de saúde durante o período pós-natal veio, na maioria das vezes, para efeitos de vacinação, mas não para os serviços pós-natais programados, ou então vieram depois de se terem complicado.

> *"Na nossa instituição, a maioria das mães chega depois de ter desenvolvido uma infeção. Só vêm queixar-se de complicações graves e nós tratamo-las em conformidade... "PG1*

Os serviços de cuidados pós-natais abrangem a gestão de uma vasta gama de complicações, tanto da mãe como do recém-nascido. Os participantes em todas as discussões dos grupos de discussão referiram que costumavam tratar a hemorragia vaginal anormal pós-natal (hemorragia pós-parto) e administrar tratamentos para infecções como a sepsia puerperal e a sepsia neonatal.

> "... Houve *um momento, num passado próximo, talvez dois meses ou por aí, em que a mãe se deparou com uma hemorragia pós-parto. Chamaram-nos com o telemóvel... Fomos de ambulância e tratámo-la. "PW4*

No entanto, os serviços de tratamento para os casos pós-natais eram insignificantes na maior parte dos contextos, tal como foi referido pelos participantes no debate. Os desafios atribuídos ao baixo nível dos serviços de tratamento, tal como declarado pelos participantes nos debates, foram explorados e resumidos no tema do desafio, que é um título.

"O acompanhamento após a entrega é insignificante. ... Mesmo os profissionais de saúde, ao considerarem-no como um problema, não o retêm na nossa mente. Quer dizer, mesmo nós podemos não saber que há uma mãe doente depois do parto. Não sei se há alguém que a tenha deixado vir aqui para a instituição de saúde. ... Há muitas mães que morrem depois de terem dado à luz... "PW2

Espera-se que os assistentes qualificados tenham as competências necessárias para gerir o parto normal, diagnosticar e gerir ou encaminhar prontamente as complicações obstétricas. Do mesmo modo, os participantes disseram que estavam a prestar serviços de encaminhamento para as complicações pós-natais que estavam para além das suas capacidades.

"Os que são difíceis, por exemplo, não temos um banco de sangue na nossa zona, a maioria dos que estão relacionados com a falta de sangue são encaminhados... "PA5

Outros serviços, como o transporte em ambulância, a assistência de proximidade aos extensionistas de saúde e aos enfermeiros que trabalham nos postos de saúde, também fazem parte dos serviços de cuidados pós-natais praticados por assistentes qualificados. Os assistentes qualificados estavam a assumir a responsabilidade de prestar assistência técnica em cada posto de saúde.

"O que é especial aqui é que existem sete postos de saúde sob este centro de saúde e um profissional de saúde do centro de saúde é designado para cada posto de saúde para dar apoio técnico. "PG3

2.3. Prática de monitorização do desempenho dos cuidados pós-natais (CA6)

Este subtema incluiu a monitorização do desempenho da PNC (cobertura e qualidade do serviço) e a resolução atempada dos estrangulamentos na implementação e a melhoria contínua do desempenho. Em todos os grupos de discussão, os participantes afirmaram que as suas respectivas unidades de saúde tinham um plano de PNC e que a cobertura de PNC precoce estava a ser considerada como um indicador fundamental. A maioria dos grupos de discussão reflectiu que não existia uma equipa de avaliação do desempenho na respectiva unidade de saúde. A tarefa estava a ser realizada por um indivíduo que foi provisoriamente designado apenas para fins de exibição na parede. Apenas um grupo focal discutiu que havia uma equipa de avaliação do desempenho ativa e que esta monitorizava o desempenho da PNC até certo ponto.

"Temos uma equipa de desempenho. Nessa equipa, debatemos as nossas lacunas de desempenho. Onde se situam essas lacunas, se são do nosso lado ou da própria comunidade. Discutimos a forma como o nosso desempenho pode ser explicado. De mês para mês, há melhorias, embora não possam ser totalmente alcançadas. "PW6

Em todos os grupos de discussão, os debatedores reflectiram que as utentes atendidas logo após o parto nas unidades de saúde estavam a ser registadas e consideradas na análise da cobertura dos cuidados pós-natais precoces, a fim de gerar informações para ação. Com base nesta informação, identificam as lacunas de desempenho, propõem soluções para as lacunas e tomam medidas correctivas.

"...não estávamos a registar as primeiras 6 horas de cuidados pós-natais antes de prestarmos o serviço; achávamos que não estava incluído nos cuidados pós-natais... mas agora estamos a fazê-lo. "PW3

Os resultados da observação revelaram que os registos de cuidados pós-natais eram comparáveis aos registos de partos no que diz respeito ao número de utentes servidos, porque se presumia que todas as mulheres que tinham dado à luz na unidade de saúde recebiam serviços de PNC. Mas, na maioria dos casos, nenhuma mãe que deu à luz em casa recebeu serviços de PNC. Numa unidade sanitária, não foi registada qualquer cliente de PNC durante os últimos três meses consecutivos. Além disso, em todos os contextos não existiam ferramentas de análise documentadas e planos de ação propostos para as lacunas e livros de actas de monitorização do desempenho, embora a cobertura de PNC estivesse afixada na parede na maioria dos estabelecimentos de saúde como indicador principal. Havia disparidades entre os dados registados e afixados nas paredes.

Alguns deles referiram que estavam a monitorizar os seus serviços de PNC e a melhorar as medidas correctivas. As lacunas podem ser identificadas pelo pessoal que trabalha no departamento ou por outros organismos de supervisão. A equipa de avaliação do desempenho ou outra equipa existente ou qualquer equipa provisoriamente formada discute a questão e verifica os serviços prestados nos registos e discute a falta de serviços ou a adequação ou inadequação dos serviços prestados. Também falaram sobre as medidas correctivas que estavam a ser tomadas, tais como: melhoria do registo, adesão a ferramentas de registo normalizadas, ligação interdepartamental, actividades de garantia de segurança, organização de sessões de discussão.

"Há uma equipa de trabalho, da mesma forma que discutimos as causas com a equipa de trabalho. Depois, propomos soluções e implementamo-las. "PW3

Capítulo 3

3. Tendência de melhoria do desempenho dos cuidados pós-natais (TM3)

3.1. Melhoria da cobertura dos serviços de cuidados pós-natais (CA7)

Os participantes em todos os grupos de discussão observaram que a cobertura dos serviços de cuidados pós-natais estava a melhorar. Segundo eles, a cobertura dos cuidados pós-natais tem vindo a aumentar de mês para mês.

> *"Na maioria das vezes, o nosso desempenho pós-natal é inferior a metade do nosso plano. Mesmo que o nosso desempenho seja inferior a metade do nosso plano, está a melhorar quando o comparamos com o desempenho do trimestre anterior. Penso que a razão para esta ligeira melhoria é a disponibilidade de ambulâncias, a discussão com os extensionistas e outras razões relacionadas, embora não seja satisfatória. "PW1*

Mas era muito inferior à cobertura de ANC. De acordo com alguns dos debatedores, os visitantes de PNC e ANC podem não ser comparáveis porque as mães que estavam a ser seguidas durante o ANC podiam ser encaminhadas para um melhor serviço durante o parto ou podiam dar à luz em casa e perder o serviço. Uma assistente qualificada interpretou os resultados com base nos indicadores de impacto da SMI:

> *"Há alguns anos, não só nos nossos arredores, mas também em toda a nação; ... Muitas crianças e mães estavam a morrer. Mas agora a mortalidade e a morbidade diminuíram. ... mas agora estão a ser criadas coisas melhores do que antes, mas ainda temos um longo caminho a percorrer. Penso que se reforçarmos as nossas melhores experiências e se continuarmos a resolver continuamente os nossos problemas, podemos reduzir significativamente a morbilidade materna e infantil. Acredito que o progresso tem de ser sustentável e que precisamos de trabalhar duplicando os nossos esforços. "PM5*

Os resultados da observação também mostraram que, na maioria das unidades de saúde em que se realizaram as discussões dos grupos de discussão, se registaram ligeiras tendências de aumento, embora não regulares, nos cuidados pós-natais, com base nos dados disponíveis, especialmente durante o ano em curso (Quadro 3).

3.2. Melhoria da qualidade da prestação de serviços de cuidados pós-natais (CA8)

A maioria dos debatedores afirmou que a cobertura pós-natal estava a melhorar devido às suas diferentes abordagens da qualidade dos serviços, incluindo o registo. A melhoria da qualidade reflecte a melhoria da força de trabalho humana e a ênfase dada aos cuidados de saúde materno-infantil.

"Na nossa instituição de saúde, as pessoas que vêm para o parto são quase todas da zona rural... O que está a ser feito aqui para sensibilizar é que há profissionais de saúde voluntários, que se aproximam dos membros da comunidade, seguem quem deu à luz em casa, quem está grávida. Explicam-lhes em pormenor a utilização dos cuidados de PNC. Em segundo lugar, há os HEWs; estão a trabalhar como uma luva e uma mão com os postos de saúde..." PG2

Em alguns grupos, os participantes testemunharam que houve uma mudança na prática de prestação de serviços de PNC por parte dos assistentes qualificados, até certo ponto, como a cooperação em equipa, a prestação de serviços centrados no cliente e o cumprimento das normas. No entanto, também era necessário sensibilizar para outras questões.

"A melhoria do fluxo de clientes deve-se ao facto de a prestação de serviços estar numa situação melhor do que antes. "PM2

3.3. Sensibilização para os serviços de cuidados pós-natais (CA9)

Na maioria dos grupos de discussão, os participantes afirmaram que houve uma melhoria na sensibilização da comunidade para os serviços maternos e na perceção da qualidade dos serviços. A melhoria da cobertura dos cuidados pós-natais esteve relacionada com a melhoria da prestação de serviços e das actividades de criação de procura. Verificou-se uma tendência de melhoria no comportamento de procura de serviços de SMI por parte da comunidade, tal como referido por um número significativo de participantes nos debates, como se segue.

"... é agora que a comunidade está a desenvolver um comportamento de procura de cuidados. Algum tempo antes, a comunidade procurava os serviços de cuidados pré-natais e agora começou a procurar um pouco os serviços de parto (...) e a comunidade não procura os serviços de cuidados pós-natais. Não pensam que possa haver problemas depois do parto... "PG1

Recentemente, os assistentes especializados também foram sensibilizados para os serviços de cuidados pós-natais. Posteriormente, tomaram algumas medidas correctivas.

"Mas agora estamos a tomar consciência de que o período pós-natal é ... muito vasto.

Por isso, precisamos de divulgar exaustivamente para os outros e precisamos de assegurar e educar os outros. No pós-natal, precisamos de aumentar o nosso trabalho... "PW2

Desafios da prestação de serviços de cuidados pós-natais (TM4)

3.4. Oferta de serviços de cuidados pós-natais dificultada (CA10)

Os desafios do lado da oferta caracterizam-se por barreiras físicas, ambiente de serviço de PNC pouco amigável, falta de competência dos assistentes qualificados e seus aliados e desafios organizacionais. As condições climatéricas adversas, as fracas infra-estruturas associadas ao afastamento da área de residência e a ausência de meios de transporte públicos foram as barreiras físicas para quem procura cuidados pós-natais. Em todos os grupos de discussão, os participantes referiram que havia uma ambulância nas respectivas unidades de saúde, mas que, na maioria das vezes, era promovida para ser utilizada apenas no trabalho de parto e no parto.

"... durante a noite, há a condição de não esperarem seis horas após o parto. Há mosquitos, o calor das condições climatéricas. Estas situações irritam-nas e elas não ficam à espera na nossa instituição. Dizem logo que nos deixem ir embora. "PA7

Os outros desafios que dificultam a prestação de serviços de cuidados pós-natais foram a falta de competências dos assistentes qualificados, caracterizada por factores técnicos (problemas linguísticos, falta de adesão às normas, não prática da identificação de casos, falta de competências de monitorização) e comportamentais (desmotivação, atitude negativa, inércia), que também constituíram desafios para a cobertura dos serviços de PNC e para a melhoria da qualidade no local.

"Mas, com base nas directrizes, há uma grande lacuna para a deixar vir no terceiro dia, na sexta semana... Quando vemos o ANC, a sua documentação é boa; quando vamos para o parto, também é boa; o planeamento familiar e o EPI também são bons. Mas quando se entra nos cuidados pós-natais, a documentação existente não representa esta instituição. Talvez eu tenha estado a trabalhar nessa classe; mas (...) e eu próprio também tenho lacunas na documentação pós-natal... "PA2

A incompletude dos componentes dos serviços de cuidados pós-natais disponíveis nas unidades de saúde, a inadequação das ambulâncias, a sobrecarga de trabalho, a interrupção prolongada de factores de produção como as vacinas e a falta de preocupação organizacional com os serviços de cuidados pós-natais foram também os desafios discutidos.

3.5. Lacuna na procura de serviços de cuidados pós-natais (CA11)

Os desafios do lado da procura, tal como discutidos pelos assistentes qualificados em todas as discussões dos grupos focais, foram os desafios da comunidade, quer se trate de características comportamentais dos membros da comunidade, quer de barreiras culturais ou preferenciais. Entre os desafios comportamentais dos membros da comunidade estavam a falta de consciencialização, o baixo comportamento de procura de saúde, a atitude negativa em relação à PNC, o preconceito otimista, a baixa perceção de

suscetibilidade e baixa perceção dos benefícios dos serviços de PNC.

"Uma mãe só sabe dar à luz e ir embora, mas não sabe o que vai acontecer depois disso. Se elas tivessem conhecimento, viriam. Mas o grande problema é que elas pensam que eu não vou ter nenhum problema depois do parto. "PW4

O estilo de vida, as normas e as crenças da comunidade, as práticas tradicionais nocivas em geral, foram os desafios culturais que levaram as mães a não procurar os serviços de cuidados pós-natais, mencionados direta ou indiretamente pelos participantes nos debates.

"no pós-parto, embora ela tenha desenvolvido HPP e esteja a sangrar, algumas mulheres dizem que isto é uma coisa suja que deve ser despejada, não façam nada comigo" PW3

Como foi discutido em todos os grupos, as mães estavam a ser influenciadas pela família e pelo cônjuge para procurarem cuidados de saúde, apesar de estarem conscientes e empenhadas. Este facto atrasou-as na obtenção do serviço a tempo ou impediu-as de obter o serviço. As preferências dos utentes em relação aos prestadores de serviços e às unidades de saúde também foram consideradas como um dos desafios do lado da procura que impedem a prestação de serviços de saúde materno-infantil.

"Uma vez que confiam num atendente qualificado, não se apercebem de que outro atendente qualificado possa prestar o serviço de forma melhor ou semelhante àquele em quem confiaram. "PG3

Discussão

Neste estudo, é empregue um modelo de estudo fenomenológico para abordar, qualitativamente, as percepções e a experiência vivida pelas assistentes qualificadas na prestação de serviços de PNC. Assim, as parteiras qualificadas têm a perceção de que os serviços de PNC são serviços imperativos. Mas reconhecem que os serviços de PNC não recebem o devido destaque. Também admitiram que houve acções promissoras recentes para melhorar a cobertura do serviço. Ainda assim, as acções não estavam de acordo com os padrões e as melhorias de desempenho não eram consideráveis. O fraco desempenho em PNC deveu-se à falta de competência de assistentes qualificados, emaranhada com desafios do lado da procura, como traços culturais e comportamentais da comunidade.

Os profissionais qualificados distinguem os serviços de cuidados pós-natais como serviços prestados à mãe e ao bebé desde o nascimento até aos 45 dias. Embora tenha imprecisões temporais, esta definição é consistente com a definição de cuidados pós-natais da diretriz da OMS, que diz que os serviços de cuidados pós-natais são prestados ao bebé ou à díade e à mãe após o nascimento e até 42 dias [1]. A inconsistência temporal pode dever-se à intenção de integrar os serviços de imunização que são prestados 45th dias após o nascimento. A maioria dos debatedores, em todos os grupos de discussão, não consegue explicar aparentemente a monitorização do desempenho dos cuidados pós-natais. Dizem que se limita a educar as utentes sobre o serviço a receber e a fazer o acompanhamento das utentes através da prestação do serviço. Outros também o explicam como sendo a verificação dos documentos de CPN quanto à adequação dos serviços e o seu registo. No entanto, é o acompanhamento contínuo de informações prioritárias sobre as actividades realizadas e o indicador de sucesso selecionado, a fim de identificar lacunas e lições aprendidas como um contributo para o subsequente planeamento e implementação de medidas correctivas [3, 17]. As percepções que não são análogas às normas podem enfraquecer os motivos e a confiança na prestação de serviços e na melhoria contínua do desempenho através da monitorização. É inquestionável que os conceitos práticos e as definições de termos devem estar sempre na ponta da língua de todos os prestadores de cuidados de saúde qualificados, porque se espera deles mais do que isso para defenderem o serviço e tomarem medidas positivas a todos os níveis do sistema de saúde [35].

Os assistentes qualificados têm a perceção de que os cuidados pós-natais não recebem a atenção devida, embora os serviços sejam essenciais. Do mesmo modo, os serviços de cuidados pós-natais, especialmente os serviços de cuidados pós-natais precoces, são serviços que salvam vidas, razão pela qual são recomendados pela OMS e incluídos nas estratégias etíopes de saúde materna e infantil para melhorar a saúde materna e infantil e evitar a mortalidade e a mortalidade [1,6]. As razões pelas quais o serviço de cuidados pós-natais não é objeto de atenção prendem-se com o facto de não ser reconhecido como um serviço por alguns assistentes qualificados, pelas mães e também pelas instituições de saúde. Os assistentes qualificados partem do princípio de que os serviços maternos e neonatais terminam com o parto, se não até à alta após o parto. Tudo isto se deve à falta de sensibilização das parteiras qualificadas, à inércia destas, à falta de hábito de práticas baseadas em provas e à falta de um controlo adequado do desempenho. Um estudo realizado no distrito de Dezdza, no Malawi, por Lidia K. et al. também afirmou que os cuidados pós-natais prestados nas unidades de saúde do distrito eram de má qualidade. Os prestadores de serviços careciam de formação e não estavam preparados, e as actividades não eram controladas [8]. Chen L. et al. descreveram os serviços de cuidados pós-natais no seu estudo realizado na zona rural de Hebei, na China, como "a agenda negligenciada", depois de observarem que os serviços eram de má qualidade e de baixa cobertura. A baixa cobertura e a má qualidade dos cuidados pós-natais reflectem uma componente continuadamente negligenciada dos serviços de maternidade e uma lacuna na continuidade dos cuidados [34]. Assim, as parteiras qualificadas têm a perceção de que estão pouco sensibilizadas para os cuidados pós-natais e são a favor da sua melhoria. As causas subjacentes à perceção das parteiras qualificadas sobre os serviços de cuidados pós-natais que estão a ser prestados no Estado de Afar são consistentes com a situação dos resultados dos estudos supramencionados realizados sobre os serviços de cuidados pós-natais noutros locais.

Um estudo qualitativo efectuado no local por Jemal Y. et al. cerca de quatro anos antes mostrou que a falta de pessoal de saúde qualificado era um dos obstáculos [25]. Os resultados deste estudo mostraram que este obstáculo foi resolvido e deixou de ser o principal desafio. Recentemente, existem até assistentes qualificados com especialidade em serviços de maternidade (parteiras) nas unidades de saúde. Com esta força de trabalho qualificada optimizada, começaram a ser alcançadas melhorias promissoras na criação de procura e nos serviços de cuidados pós-natais. Os esforços recentes das parteiras qualificadas para melhorar o desempenho dos cuidados pós-natais, prestando serviços de promoção, prevenção e cura e tomando medidas para colmatar as lacunas, parecem promissores. Mas as ligeiras melhorias observadas podem dever-se a uma mudança na tendência de registo. Entre as actividades de criação de procura, o aconselhamento da mãe durante o acompanhamento pré-natal e a educação sanitária estática e de proximidade para a comunidade são as estratégias mais pronunciadas. Segundo um estudo realizado no Estado de Afar por Mekonnen M. et al., aconselhar uma mãe durante o acompanhamento pré-natal tem um impacto positivo no facto de a mãe obter serviços de parto qualificados e, em seguida, serviços de cuidados pós-natais [28]. Este estudo reforça o que Mekonnen M. et al. descobriram antes de presumir que as mulheres que dão à luz na unidade de saúde utilizam os serviços de cuidados pós-natais, deixando-as esperar na unidade de saúde, o que também é a conclusão deste estudo. Mas este estudo também revelou que as actividades de aconselhamento dadas às mães por assistentes qualificados, enquanto estão no acompanhamento pré-natal, para procurarem os serviços de cuidados pós-natais, são fracas e carecem de racionalização. Na maior parte das vezes, nem sequer é efectuado. Assim, não se aproveita a oportunidade para informar a mãe sobre a disponibilidade do serviço e o seu objetivo. A abordagem de aconselhamento e o seu conteúdo não consideram a cultura da comunidade, quando é feita. Um estudo realizado noutra região do país, na zona de Kembata Tembaro, por Shiferaw

S .et al., salientaram o papel crucial de uma comunicação adequada entre o prestador de cuidados de saúde e o cliente e da prestação de cuidados mais centrados no cliente e culturalmente sensíveis, se se quiser maximizar a utilização das instalações de saúde existentes [33]. Aconselhar uma mãe que, no momento da alta, se recusou a ficar até seis horas depois de ter acabado de concluir o processo de parto, como "por favor, venha quando se aperceber de um sinal de perigo (por exemplo: hemorragia anormal)", é a experiência vivida pelos assistentes qualificados neste contexto. Este estudo também revelou que as mães consideram o sangue que sangra como um resíduo que deve ser deitado fora. Por isso, o conteúdo da mensagem não é apropriado. Além disso, pode haver mães que não se apercebem do sinal de perigo por não estarem informadas ou podem aperceber-se dele numa fase mais grave. A OMS recomenda que todas as mães sejam examinadas por pessoal qualificado com a maior frequência possível, especialmente nos sete dias após o parto, independentemente das condições da mãe e do recém-nascido [14]. Assim, os actos dos assistentes qualificados são razões adicionais para os seus próprios resultados insuficientes no desempenho dos cuidados pós-natais.

A forma como os assistentes qualificados praticam a monitorização do desempenho dos cuidados pós-natais não é comparável às definições e procedimentos nacionais normalizados. Os serviços de cuidados pós-natais carecem de um registo e de um acompanhamento adequados da evolução dos serviços. Para as mães que dão à luz numa unidade de saúde, embora os serviços possam ser prestados, a primeira visita pós-parto é uma visita após a alta; a permanência prolongada após o parto numa unidade de saúde não conta como uma visita pós-parto [12]. No entanto, os assistentes qualificados registaram as mães que permaneceram até seis horas na unidade de saúde após o parto. A outra prática das parteiras qualificadas é o prolongamento do serviço de cuidados pós-natais até 45 dias. Não utilizam os numeradores e denominadores para calcular corretamente a cobertura dos cuidados pós-natais precoces. Tudo isto afecta a qualidade dos dados e a interpretação do indicador. Se a cobertura dos serviços de cuidados pós-natais for calculada com base na definição do indicador de cobertura de cuidados pós-natais padrão do país, cada estabelecimento de saúde terá uma cobertura quase nula de serviços de cuidados pós-natais precoces. As soluções adoptadas para melhorar o desempenho dos cuidados pós-natais violaram as definições padrão, pelo que a qualidade dos serviços pode deteriorar-se. Os profissionais de saúde têm o dever não só de garantir que eles próprios se mantêm actualizados e baseiam os seus cuidados em provas sólidas e no raciocínio clínico, mas também de ajudar e facilitar que outros façam o mesmo. A definição de protocolos e normas clínicas baseados em provas é essencial para quaisquer iniciativas de melhoria da qualidade [3]. Estudos realizados noutros contextos também revelam uma baixa utilização dos dados de desempenho [15, 38]. Por conseguinte, este facto ainda não foi concretizado neste contexto.

Os desafios mais importantes do lado da oferta para a melhoria do desempenho dos cuidados pós-natais são a falta de competência dos assistentes qualificados e os factores físicos e organizacionais. Os assistentes qualificados não têm em conta as características culturais da comunidade quando prestam serviços. Não praticam com base em provas e estão menos preocupados com os serviços de cuidados pós-natais. Têm inércia e são negligentes para melhorar o serviço. Uma vez que a maior parte das habitações da comunidade se situa em zonas remotas, a falta de infra-estruturas rodoviárias, a falta de transportes públicos e as condições climatéricas desfavoráveis fazem com que a maior parte das mães não consiga procurar os serviços de cuidados pós-natais. Os constrangimentos culturais e comportamentais, como a atitude negativa, o preconceito otimista, a falta de sensibilização, as crenças retrógradas, a baixa perceção da suscetibilidade aos riscos da comunidade são também os desafios mais pronunciados para as mães procurarem os serviços de cuidados pós-natais. Estas conclusões são coerentes com as conclusões de Jemal Y. et al. (25). Estes constrangimentos culturais também constituíram grandes desafios noutros contextos (33). Por conseguinte, existem crenças e normas profundamente enraizadas que impedem as mães de procurar os serviços de cuidados pós-natais e que devem ser objeto de uma investigação aprofundada para conceber uma abordagem e vencer.

Pontos fortes e limitações do estudo

O investigador defende que este estudo é um estudo sólido devido ao seguinte: este estudo é realizado numa área com diversos desafios, tanto no que diz respeito ao contexto do estudo como ao tópico do estudo. Mas com o objetivo de contribuir, pelo menos, com provas iniciais básicas, fiáveis e credíveis, com uma nova abordagem, foi tomado muito cuidado em todo o processo de investigação, tanto quanto o âmbito o permitia. Na investigação qualitativa baseada em discussões de grupo de centragem, sugere-se que a saturação teórica e/ou de dados pode ser alcançada com três a seis discussões de grupo de centragem [41]. Os quatro FGDs conduzidos de forma sistemática e a observação produziram dados ricos. A recolha e a gestão dos dados foram conduzidas pelo investigador principal, que está familiarizado com o tema do estudo. Antes da recolha de dados, o processo de recolha de dados foi testado, foi realizada uma observação do contexto e foi feita uma seleção cuidadosa dos participantes no estudo. A seleção cuidadosa dos participantes no estudo foi feita com tempo. Assim, a composição dos participantes foi boa para explorar diferentes percepções. O efeito persuasivo dos membros dominantes do grupo na discussão foi gerido de forma sistemática. As principais conclusões dos FGD foram trianguladas com as conclusões da observação não participativa.

No entanto, o estudo pode ter limitações pelo facto de ter abrangido apenas o lado da oferta dos serviços de cuidados pós-natais. É possível obter informações mais importantes incluindo os pontos de vista dos membros da comunidade para obter uma imagem completa da prestação de serviços de PNC. Devido à natureza dos métodos qualitativos utilizados, não é possível generalizar os resultados a outros contextos. No entanto, neste estudo são apresentadas descrições exaustivas sobre os objectivos do estudo concebidos. Além disso, pode haver algum tipo de viés de desejabilidade social, uma vez que os assistentes qualificados dão as suas opiniões, embora tenham sido feitos esforços para ultrapassar este viés através da utilização de sondas e de perguntas.

Conclusão

As percepções dos assistentes qualificados sobre os cuidados pós-natais são a favor da sua melhoria. No entanto, os serviços de cuidados pós-natais ainda carecem da devida atenção, embora sejam essenciais para a melhoria da saúde materna e neonatal e para a redução da mortalidade.

Para além das mudanças comportamentais que as parteiras qualificadas podem conseguir por si próprias, existem acções que visam melhorar o desempenho dos serviços de cuidados pós-natais. No entanto, na maioria dos casos, os mecanismos que tentam melhorar continuamente a cobertura e a qualidade dos serviços de cuidados pós-natais não são correctos. Os procedimentos e definições padrão estão a ser violados e, consequentemente, a qualidade está a deteriorar-se.

Por conseguinte, o desempenho desejado em matéria de cuidados pós-natais ainda não foi alcançado. Normalmente, é muito inferior a metade do nível desejado. As mães que não recebem serviços de cuidados pós-natais são aquelas que não têm acesso e/ou não aceitam os serviços de cuidados pós-natais. Assim, a baixa utilização dos serviços de cuidados pós-natais é atribuída aos desafios do lado da oferta e da procura na prestação de serviços de cuidados pós-natais. É necessário sublinhar as competências dos assistentes qualificados para aderirem a procedimentos e definições normalizados. Os condicionalismos culturais ainda não estão a ser considerados quando se tenta melhorar o desempenho dos serviços. O controlo baseado nos dados de desempenho também é reduzido.

Assim, é vital um estudo abrangente e mais sólido neste contexto para abordar todos os aspectos da oferta e da procura de serviços de cuidados pós-natais. Também é necessário desenvolver estratégias de criação de procura de cuidados pós-natais e modalidades de serviço praticáveis para as comunidades pastoris. É necessário reforçar a capacidade moral e técnica dos assistentes qualificados para melhorar o desempenho dos cuidados pós-natais, prestando assistência técnica e formação e disponibilizando orientações na fachada dos balcões das unidades de serviço. As actividades de M&A têm de ser reforçadas de forma sustentável como instrumento de sucesso. Os assistentes qualificados devem promover práticas baseadas em provas. A prática de monitorização deve fazer parte das actividades quotidianas dos profissionais qualificados e deve ser inculcada nas actividades de prestação de serviços de cuidados pós-natais.

Agradecimentos

Em primeiro lugar, agradeço ao Instituto Continental de Saúde Pública de Addis e à Universidade de Gondar (ACIPH-UoG) por me terem dado esta oportunidade indispensável para prosseguir o meu programa de mestrado em saúde pública.

Yemane Berhane (Professor de Saúde Pública e Epidemiologia) pelos seus oportunos e valiosos conselhos, comentários e orientações preocupadas com os meus progressos, desde o início, passando pelo desenvolvimento da proposta, até à execução e finalização do projeto de investigação.

Em terceiro lugar, agradeço ao Sr. Anteneh Getachew por ter passado comigo os altos e baixos durante a recolha de dados, na qualidade de investigador assistente. Além disso, o meu melhor amigo, o Sr. Aemro Asmare, também tem o mérito de me ajudar a traduzir a transcrição para a língua inglesa e pela moral que me deu durante todos os meus esforços.

Por último, mas não menos importante, gostaria de transmitir os meus agradecimentos sem reservas ao chefe-adjunto do Gabinete de Saúde do Estado de Afar, às autoridades das unidades de saúde e à directora do Hospital Memorial Mohammed Akle, bem como a todos os participantes no estudo, sem a sua contribuição os meus esforços seriam inúteis.

Acima de tudo, agradeço a Deus todo-poderoso por me manter saudável e por abençoar todos os meus esforços.

Referências

1. Organização Mundial de Saúde: Technical Consultation on Postpartum and Postnatal Care (Consulta técnica sobre cuidados pós-parto e pós-natal). Genebra, Suíça: Serviços de Produção de Documentos da OMS; 2010.
2. Anne Austin, Ana Langer, Rehana A Selam, Zohra S Lassi, Jai K Das, Zulfiqar A Bhutta. Approaches to improve the quality of maternal and newborn health care: an overview of the evidence. Revista de Saúde Reprodutiva. 2014. Também pode ser encontrado online em: http://www.reproductive- health-journal.com/content/11/S2/S 1.
3. Crishan Haran, Mieke van Driel, Benjamin L Mitchell, Wendy E Brodribb. BMC Pregnancy and Child birth: Clinical guidelines for postpartum women and infants in primary care - a systematic review. 2014, 14:51 (29 de janeiro de 2014). http://www.biomedcentral.com/1471-2393/14/51.
4. República Federal Demográfica da Etiópia Ministério da Saúde. Estratégia Nacional de Saúde Reprodutiva 2006-2015. março de 2006. Adis Abeba, Etiópia. 16-18.
5. OMS. Desenvolvimento de um sistema de informação de gestão da saúde: Um guia prático para os países em desenvolvimento. OMS 2004.
6. Ministério Federal da Saúde da Etiópia. Plano estratégico para o sector da saúde da Etiópia. Monitorização e avaliação (M&E) do sistema de informação de gestão da saúde (HMIS). Equipa de reforma do HMIS. 2008.

7. Raven JH, Tolhurst RJ, Tang S, van den Broek N. Quality of care for maternal and newborn health: the neglected agenda. BJOG 2009; 116 (Suppl. 1):18- 21.
8. Lydia Kanise Chimtembo, Alfred Maluwa, Angela Chimwaza, Ellen Chirwa, Mercy Pindani. Avaliação da qualidade dos serviços de cuidados pós-natais oferecidos às mães no distrito de Dedza, Malawi. Revista Aberta de Enfermagem, 2013, 3, 343-350.
9. Afeganistão MOPH. Desk Review of Child Survival Qualitative Researches in Afghanistan and proposed Steps for follow up research, 2009
10. Fosbinder D. Patient perceptions of nursing care: an emerging theory of interpersonal competence. *Journal of Advanced Nursing,* Vol. 20 (1994), pp. 1085-1093. Também disponível em http://www.ijmra.us/project%20doc/UPSS_JUNE2012/IJMRA-PSS854
11. Jayanna K. Improving quality of care in maternal, newborn and child health: opportunities and challenges for India (Melhorar a qualidade dos cuidados de saúde materna, neonatal e infantil: oportunidades e desafios para a Índia). Jornal Indiano de Saúde Comunitária. Out-Dez 2014; 25(4); 327-329.
12. Ministério Federal da Saúde da Etiópia. Área técnica um: Definições de indicadores do HMIS. março de 2014. 2:19.
13. Equipa de Reforma do HMIS. Sistema de Informação de Gestão da Saúde /M&E: Directrizes de Utilização da Informação e Ferramentas de Visualização, Ministério Federal da Saúde; 2007.
14. Organização Mundial de Saúde: Recomendação da OMS sobre cuidados pós-natais da mãe e do recém-nascido. Genebra, Suíça, outubro de 2013.
15. Ministério Federal da Saúde da Etiópia. Roteiro do Sistema Nacional de Informação sobre Saúde. 2005 - 2012 E.C. (2012/13 - 2019/20 G.c.). 2013.
16. Ministério Federal da Saúde da Etiópia. Programa de Desenvolvimento do Sector da Saúde IV 2010/11 - 2014/15. Plano estratégico de desenvolvimento do sector da saúde para 2010.
17. OMS. A Framework and Standards for Country Health Information System Development (Quadro e normas para o desenvolvimento de sistemas de informação sobre saúde nos países). Genebra; 2008.
18. OMS, UNICEF, UNFPA, Banco Mundial. Tendências da mortalidade materna: 1990 a 2010. Disponível em http://www.unfpa.org/webdav/site/global/shared/documents/publications/2012/
19. Filippi V. et al. Maternal survival and Maternal health in poor countries the broader context and a call for action. Lancet 2006; 368:1535-1541.
20. Ronsmans C, G W. Maternal survival 1 - Maternal mortality: who, when, where, and why (Sobrevivência materna 1 - Mortalidade materna: quem, quando, onde e porquê). Lancet 2006, 368:1189-1200. Disponível em http://www.reproductive-healthjournal.com/pubmed/17011946.
21. OMS. Para além dos números: Reviewing Maternal Deaths and Complications to Make Pregnancy Safer (Analisar as mortes e complicações maternas para tornar a gravidez mais segura). Genebra, Departamento de

Saúde Reprodutiva e Investigação, Organização Mundial de Saúde; 2004.

22. Khan K. et al. Análise da OMS das causas de morte materna: uma revisão sistemática. Lancet 2006, 367:1066-1074.

23. Autoridade Central de Estatística. Inquérito Demográfico e de Saúde da Etiópia 2011. Adis Abeba, Etiópia, e Calverton, Maryland: Autoridade Central de Estatística e ORC Macro.

24. Agência Central de Estatística da Etiópia, Ministério da Saúde. Mini Inquérito Demográfico e de Saúde. julho de 2014, Adis Abeba, Etiópia.

25. Jemal Y, Mazengia A, Fantaw S. Maternal health beliefs, attitude and practice among Ethiopian Afar-Community based qualitative study Afar Regional state- AMREF Exchange Magazine.info- 2011.

26. Organização Mundial de Saúde (You D, Jones G, Hill K, Wardlaw T, Chopra M). Relatório de 2014: Níveis e tendências da mortalidade infantil, 1990-2009. 2014.

27. Ministério Federal da Saúde da Etiópia. Indicadores de saúde e relacionados com a saúde 2012/2013), 34-47.

28. Medhanit Getachew Mekonnen, Kassahun Negash Yalew, Jemal Yesouf Umer, Muluken Melese. Determinantes das práticas de parto entre os pastores Afar da Etiópia. 2011.

29. Regassa N. Utilização dos serviços de cuidados pré-natais e pós-natais no sul da Etiópia: um estudo de base populacional. Ciências da Saúde em África 2011, 11(3):390-397.

30. Godlee F. Eficaz, seguro e uma boa experiência para o paciente. BMJ. 2009, 339:b4346.

31. Wagaarachchi PT, Fernando L: Tendências da mortalidade materna e avaliação dos cuidados de qualidade inferior num hospital de cuidados terciários. European Journal of Obstetrics and Gynecology Reprod Biol 2002, 101:36-40.

32. Souza JP, Gulmezoglu AM, Vogel J, Carroli G, Lumbiganon P, Yvonnel M. et al. Moving beyond essential interventions for reduction of maternal mortality (the WHO Multi country Survey on Maternal and Newborn Health): a cross-sectional study. Lancet 2013, 381:1747-1755.

33. Shiferaw S, Spigt M, Godefrooij M, Melkamu Y, Tekie M. Porque é que as mulheres preferem os partos em casa na Etiópia. *BMC Pregnancy Childbirth* 2013, **13:**5. disponível em http://www.biomedcentral.com/1471-2393/13/5

34. Li Chen, Wu Qiong, Wang Wei Zhang Yanfeng, Zhang Shuyi, Li Y. et al. Cobertura, qualidade e barreiras aos cuidados pós-natais na zona rural de Hebei, China: um estudo de método misto. BMC Pregnancy and Childbirth 2014; 14:31.

35. Luc de Bernis, Della R Sherratt, Carla AbouZahr, Wim Van Lerberghe. Assistentes qualificados para a gravidez, parto e cuidados pós-natais. British Medical bulletin, 2003; 67: 39-57. Também encontrado em http://bmb.oxfordjournals.org/

36. Farzana Islam, Aminur Rahman, Abdul Halim, Charli Eriksson, Fazlur Rahman, Koustuv Dalal. Percepções dos prestadores de cuidados de saúde e dos doentes sobre a qualidade dos cuidados de saúde materna e neonatal em catorze estabelecimentos de saúde públicos do Bangladesh: um estudo de método misto. BMC Health Services Research 2015; 15:237

37. Ponndaralth, Angela Dawson, CarolineHomer, Anna Whelan. Práticas de parteiras qualificadas durante o trabalho de parto, o nascimento e o período pós-parto imediato no Camboja. Midwifery (2012), doi:10.1016/j.midw.2012.01.010

38. Kidist Teklegiorgis, Kidane Tadesse, Gebremeskel Mirutse, Wondwossen Terefe. Factores associados ao baixo nível de utilização da informação de saúde num contexto de recursos limitados, na Etiópia Oriental. Revista Internacional de Sistemas de Informação Inteligentes 2014; 3(6):69-75.

39. Woldemariam Hirpa, Habtamu Tesfaye, Fekadu Nigussie, Habtamu Argaw. Implementação de um sistema integrado de informação sobre gestão da saúde e de um sistema de acompanhamento e avaliação na Etiópia: Progress and Lessons from pioneering region (Progressos e lições da região pioneira): Boletim Trimestral de Saúde da Etiópia: janeiro de 2010,3(1).

40. Kidane Tadesse, Ejigu Gebeyoh, Girma Tadesse. Avaliação da implementação do sistema de informação de gestão da saúde no hospital de referência de Ayder, Mekelle, Etiópia International Journal of Intelligent Information Systems 2014; 3(4): 34-39.

41. Anthony J. Onwuegbuzie, Wendy B. Dickinson, Nancy L. Leech, Annmarie G. Zoran. A Qualitative frame work of collecting and analyzing data in focus group research. Revista Internacional de Métodos Qualitativos. Universidade de Alberta 2009, 8(3)

Figura-1: Mapa do Estado de Afar (fonte: Estado Regional Nacional de Afar, Gabinete de Economia e Finanças
desenvolvimento. Atlas, 2006, 1:6)
(37).

Ilustração e números

Fig-2: Amostra de um instantâneo dos resultados da observação (anónimo) Registo

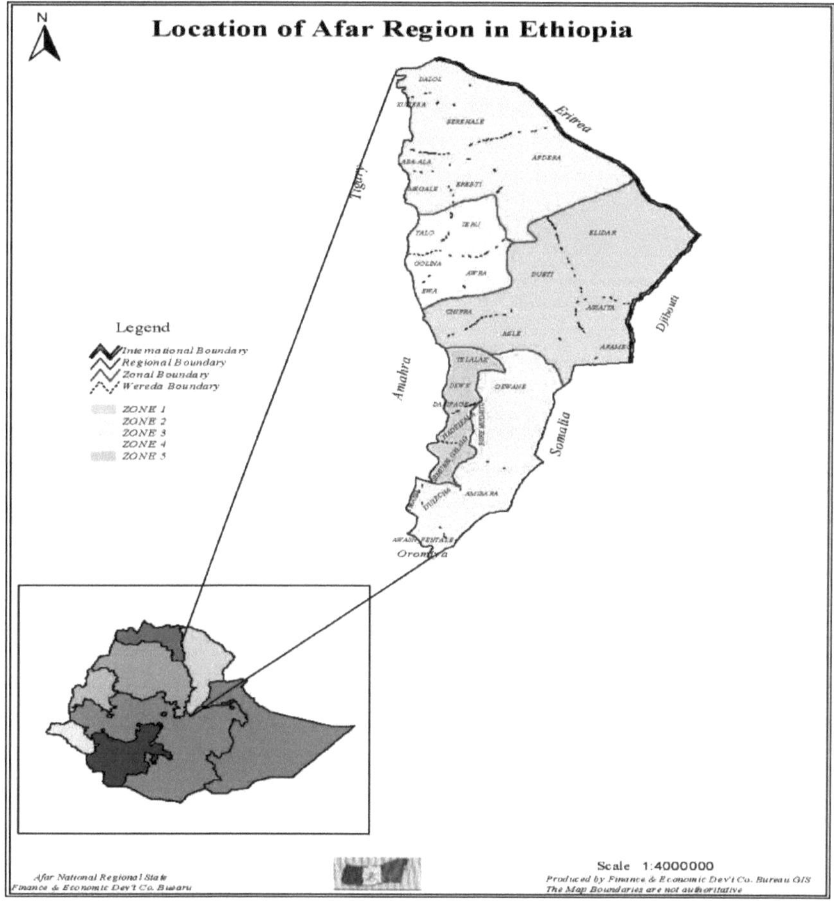

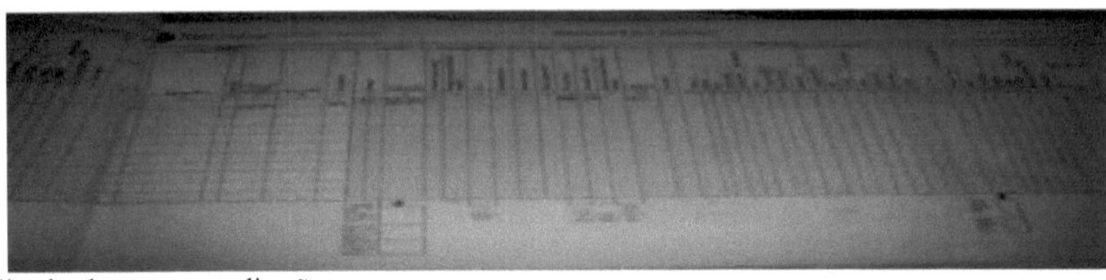

Análise do plano versus realização

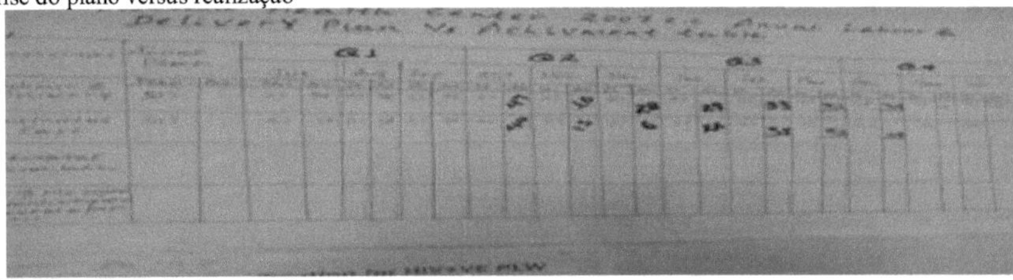

Modelo de melhoria do desempenho

Tabelas e legendas

Quadro-1: Características demográficas dos participantes nos debates dos grupos de discussão, setembro de 2015

características		Estabelecimento de saúde				Total
		A	B	C	D	
Número de Participantes	Masculino	3	4	3	3	13
	Feminino	4	1	4	3	12
	Total	7	5	7	6	25
Idade	25 - 29 anos	4	3	5	4	16
	30 - 34 anos	2	2	-	1	5
	Mais de 35 anos	1	-	2	1	4
Anos de serviço	2-5 anos	3	4	2	3	12
	6-10 anos	2	1	2	2	7
	>10 anos	2	-	3	1	6
Profissional qualificação	Agentes de saúde	2	1	2	0	5
	Licenciatura em	3	3	2	2	10
	Diploma de	-	-	2	3	5
	Parteiras	2	1	1	1	5

Tabela-2: Temas e categorias desenvolvidos com base nos dados das discussões dos grupos de discussão, setembro de 2015

Temas		Categoi ries	
Código i	Nome	Código	Nome
TM1	Perceção das competências	CA1	Perceção dos serviços PNC
		CA2	Perceção sobre o monitoramento do desempenho do
	i Prestação de serviços	CA3	Sugestões percebidas sobre os serviços do PNC
TM2	ExperiênciaemP ós-Natal	CA4	Sistema de prestação de serviços PNC
		CA5	Prestação de serviços PNC
		CA6	PNC Prática de Monitorização do Desempenho
TM3	MelhoriaTendência de Cuidados pós-natais	CA7	Melhoria da cobertura do serviço PNC
		CA8	Melhoria da qualidade da prestação de serviços do PNC
		CA9	Sensibilização para os serviços PNC
TM4	Desafios do pós-parto Prestação de serviços de	CA10	Fornecimento de serviços PNC prejudicado
		CA11	PNC Lacuna na procura de serviços

Quadro 3: Tendências no número de clientes atendidas em cuidados pós-natais precoces, parto qualificado e cuidados pré-natais em dez meses do ano fiscal etíope 2014/2015

Estabelecimento de saúde	Indicador / Elemento de dados	Meses do ano fiscal									
		2014						2015			
		julho	: Ago.	Set.	Out.	Nov.	Dez.	Jan.	Fev.	: Mar.	abril.
A	Primeiras consultas de ANC	74	: 154	82	60	94	88	84	105	: 73	82
	Partos assistidos	10	: 19	15	23	25	26	28	26	: 19	32
	Primeiras visitas PNC	10	i 19	15	23	25	26	84	52	i 21	32
B	Primeiras consultas de ANC	53	! 89	57	63	85	67	78	60	! 64	66
	Partos assistidos	2	: 4	1	7	9	20	23	22	: 14	21
	Primeiras visitas PNC	1	! 3	1	0	27	20	46	30	■ 42	38
C	Primeiras consultas de ANC	49	: 88	68	66	50	52	72	65	: 65	
	Partos assistidos	37	- 36	37	47	16	28	29	28	: 31	39
	Primeiras visitas PNC	37	■ 36	35	45	16	6	22	28	■ 10	39
D	Primeiras consultas de ANC	75	: 93	80	90	88	95	84	80	: 80	24
	Partos assistidos	46	■ 37	48	50	39	30	39	37	■ 36	3
	Primeiras visitas PNC	2	- 2	4	3	5	2	3	2	: 4	7

Quadro 4: os quatro temas predominantes, as onze categorias e os códigos desenvolvidos a partir da Discussão em Grupo Focal realizada para avaliar a prestação de serviços de cuidados pós-natais, 2015

Perceção das Assistentes de cuidados Prestação de serviços	**Perceção sobre o Serviços**	**Os serviços do PPNC são vastos**
		Serviço prestado à M&NB
		serviço prestado antes da alta
		serviço prestado após a entrega
		reduzir a mortalidade de M&NB
		Importante
		Serviço prestado à M&NB até 45 dias
		Negligenciado
	Perceção sobre o PNC	acompanhamento das actividades por plano Vs
		acompanhamento dos problemas relativos ao
		Educação e acompanhamento das mães para
		PM analisa documentos do MNC
		PM em curso
		PNC difícil de controlar
	Percebida sobre os serviços PNC	aconselhamento profundo com necessidade de
		A IEC/BCC necessita de um reforço estático das actividades de PNC
		preocupar-se com as lacunas
		necessidade de centrar a atenção na qualidade
		utilização da forma tradicional de IEC
		Respeitar as normas
		cerimónia e comida de mãe para mãe
		Cuidado com o problema das mães
		necessidade de serviço de proximidade
Experiência em cuidados Prestação de serviços	Sistema de serviço Disposições	Cumprimento das entradas
		as mães primeiro
		Serviço iniciado à nascença
		Prestadores de serviços atribuídos
		Serviços gratuitos
		Integrado
	Prestação de serviços	Cuidados imediatos do RN
		Sinais vitais e outros acompanhamentos
		Serviço PNC para entrega ao domicílio
		assistência de proximidade
		assistência a instalações de transporte
		Atividade de criação de procura
		Serviço preventivo e de promoção
		Serviço de diagnóstico
		Visita PNC
		CEI/BCC
		Serviços de tratamento
	PNCPerfo Controlo	Identificação de lacunas
		Apoio de supervisão
		Acompanhamento da aplicação das soluções
		Pré-requisitos PM
		Proposta de soluções
		Registo
MelhoriaTendência Desempenho dos cuidados	Cobertura de serviços Melhoria	Tendência de melhoria da cobertura
		relacionados com a cultura difíceis de mudar
		inferior relacionado com o ANC
		baixo nível de desempenho do PNC
	Prestação de serviços	Respeitar as normas

	Melhoria da qualidade	Tendência promissora em termos de qualidade Centrar-se no cliente Respeito pelos clientes cooperação em equipa
	Consciência de serviço Criação	mudança de atitude positiva (SA) boa qualidade do serviço (perceção do prestador) Aumento da consciencialização sensibilização mudança comunidade boa qualidade percepcionada (comunidade)
Desafios dos cuidados pós-Prestação de serviços	Serviço PNC prejudicado Fornecimento	falta de conhecimentos linguísticos Baixa atividade de criação de procura Afastamento assistentes qualificados pouco sensibilizados condições climatéricas adversas falta de cumprimento das normas infra-estruturas deficientes - estradas - transportes Problema WASH Serviço PNC comprometido PNC não é um serviço centrado no cliente nenhum serviço PNC para entrega ao domicílio Instituições com pouca atenção Inércia Negligência não abordagem da cultura do passado atitude negativa (SA) inadequação das ambulâncias encaminhamento (desafio) carga de trabalho escassez de factores de produção baixo empenhamento dos assistentes qualificados
	PNC Demanda de serviço Lacuna	Tendência otimista Preferência por instalações baixa auto-determinação das mães HTP Preferência do fornecedor qualidade percebida pouca sensibilização Normas estilo de vida Crenças Cuidados de saúde não programados baixa suscetibilidade percebida não procura cuidados atitude negativa baixo benefício percebido

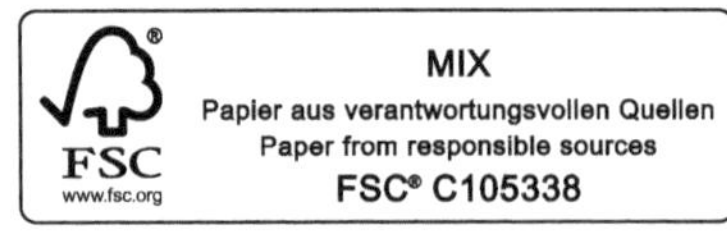

Printed by Books on Demand GmbH, Norderstedt / Germany